最終 法医学講義

III

JN064953

日本大学医学部法医学名誉教授
医学博士

押田 茂實

はじめに

講義だけではなく実習を経験すると世界が拡がる。

　1985 年に日本大学医学部教授に赴任した時に、講義をチェックしてビックリしました。通常法医学の講義は 60 時間以上あるのに、なんと 30 余時間しかなかった。ところがそれだけではなく、社会医学系実習として 3 教室で 3 週間にわたって実習をしていました（その後 2 教室で 2 週間に変更されました）。この内容をみて、国立大では考えられない状況で、予算もついていたのでびっくりし、充実させようと検討しました。更に、教務担当の先生にお願いし、6 年生に医療事故とリスクマネジメントの講義を 10 回新設していただいた。

　その後，複数の科の専門家で合同講義をすることになり、臨床の複数の科と関連する医療事故の再現ドラマを開始しました。当初は過去の判決に従ってドラマを展開していたが、後半では実際に進行している医療過誤の裁判を再現して、判決を予想していました。架空の話ではなく実例を再現するので、医師や看護婦役の医学生は実際に現場で勉強してきました。また、検察官役や裁判官役の医学生は実際に 1 ヵ月間法律家のところで勉強し、起訴状や判決文を起案してきました。

　この経験が生きて、日本各地で呼ばれて病院などで講演するときにも、再現ドラマを実施するようになったのです。

　ＪＡＬ御巣鷹山航空機事故の時に数百本の足を正確に鑑別できなかったことに端を発し、ＤＮＡ型鑑定に興味をもって少しづつ研究を開始しました。その後中国から留学してきた鉄堅先生と一緒に研究し、それまで 1 週間かかっていたＤＮＡ型（ＭＣＴ118 型）検査が 1 日で完成したので、1993 年 9 月から医学部の実習に取り入れました。医学部の実習に司法修習生も参加しており、好評であったので、翌年から日本弁護士連合会の有志にもＤＮＡ型（ＭＣＴ118 型）実習を開始しました。特に法律家は文科系の人が多いので、試験管を使うＤＮＡ型の抽出やＰＣＲ法に感動し、自分の血液からＤＮＡ型が検出できた時には心から喜んでいました。

　司法試験に合格して司法研習中に、医療の実際を経験したいという希望者がいたので、家内が勤務していた江戸川区の病院にお願いして実習を経験させることができました。初日に挨拶に行った直後に脳外科の手術の見学が開始され、延々と手術が続き夜までかかったのを経験して、医療は体力勝負を実感しました。一方、本人の希望で、「身体を拘束してください」という願いで全身を縛ってもらった女性は、現在裁判官になっています。

　２０２１年１０月

押田茂實

目次

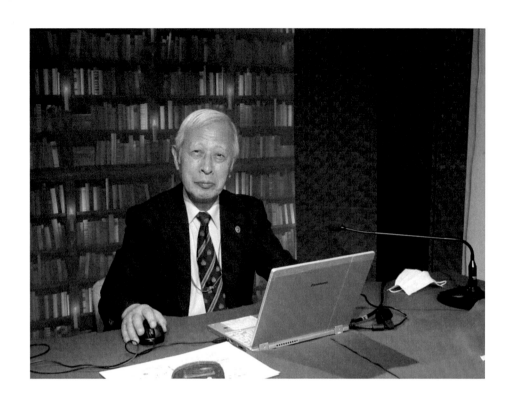

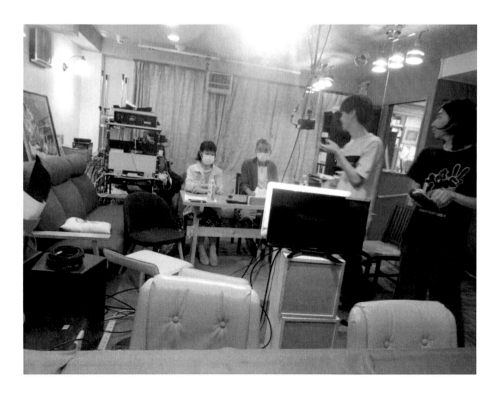

『押田茂實の最終法医学講義』 シリーズ総合目次

第九・講義

血液型と親子鑑定

１．出血と輸血

（1）輸血の歴史と血液型

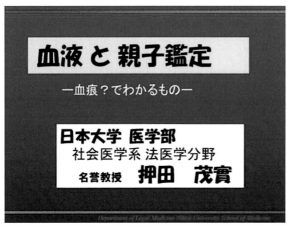

今日は「血液と親子鑑定」、副題として「血痕？でわかるもの」ということでお話をいたします。

最初に出血と輸血に関してどんな問題があるのか。こういうことを少し皆さんに勉強していただきたいと思います。

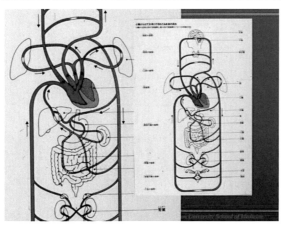

人間の身体では、心臓から全身に血液が流れていっています。赤いほうの血液は酸素を含んでいる動脈です。上のほうにゆくと脳にいったりしますけれど、下のほうにゆくと、お腹のほうにいったり、足のほうにいったりします。

そして、末端部では酸素を色々なところに届けたあとに、今度は静脈となって全身から返ってきます。こういうふうにして、血液循環によって、皆さん方の知的なレベルも保たれているということになります。

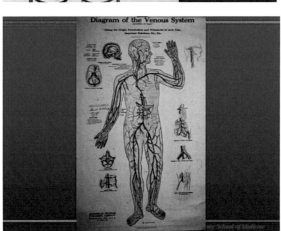

静脈の状態を図にしますとこんな形ですけれども、手足の隅々まで、指先まで全部血管がいっている。これは間違いなくいっているということは、そこを傷つけてみれば出血しますので、すぐにわかります。

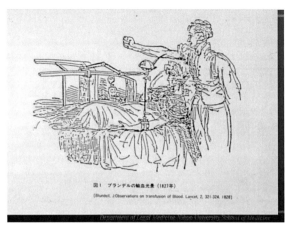

図1 ブランデルの輸血光景（1827年）
[Blundell, J:Observations on transfusion of Blood. Lancet, 2, 321-324. 1828]
Department of Legal Medicine Nihon University School of Medicine

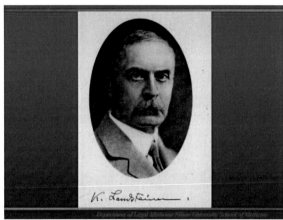

K. Landsteiner.
Department of Legal Medicine Nihon University School of Medicine

できるということがわかっていたのです。

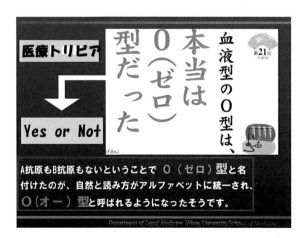

医療トリビア
→ Yes or Not

血液型のO型は、本当は0（ゼロ）型だった
第21位
(3.42点)
(Fさん)

A抗原もB抗原もないということで 0（ゼロ）型と名付けたのが、自然と読み方がアルファベットに統一され、O（オー）型と呼ばれるようになったそうです。
Department of Legal Medicine Nihon University School of Medicine

　色々な人間の歴史の中で、ビックリすることがあります。血液型が発見されていないのに、なんと輸血をするほうが先だったのです。あの人が大出血したぞ。人間でやろうといって、人間の血液を輸血すると、3分の1か3分の2は、輸血した途端に死んでしまったのです。ところがあるときに、俺の血液は他の人にやっても大丈夫なんだよ。今考えたらこれはO型の人ですけれども、輸血を開始して間もなく、大けがをして大出血した人が意識を回復してきた。こういうことで図が残っています。

　血液型を発見したのは、ランドシュタイナー[1]という人です。1900年～1901年にかけてＡＢＯ式の血液型を発見したのです。つまり、1900年頃のランドシュタイナーさんがＡＢＯ式の血液型を発見する前から輸血で人を助けることが

　さあ、皆さん方。血液型のO型というのは、本当は0（ゼロ）型だったという。本当ですか？　YESかNOか。NOと思うかもしれませんが、実はYES。A抗原もB抗原もないということで、0（ゼロ）型と最初は言ったのですけれども、読み方がだんだんA型、B型というふうになったので、0（ゼロ）ではまずいというので、O（オー）型となったのです。ですから元々は0（ゼロ）型であったのです。

[1] カール・ランドシュタイナー：1986.6～1943.6。オーストリアの病理学者、血清学者。ＡＢＯ式血液型を発見した。1930年にノーベル生理学・医学賞を受賞。

（2） 出血について

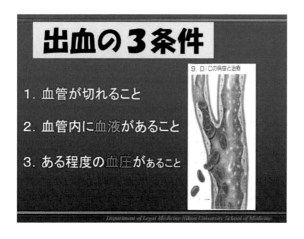

出血するときに色々なことが言われますけれども、血液は人間の場合には赤いので、赤い血が出たというと、赤血球が外に流れてくることになります。

出血の場合に3つの条件がなければ、出血しません。一つ目は、まず血管が切れること。大きい血管が切れれば、ドーッと大出血になります。血管が切れるから出血します。二つ目、血管内に血液があるから出血します。血管内に血液がなくて、もう死ぬ間際になってしまったら出血しなくなります。もう一つ大きなものがあります。これはある程度の血圧がなければ出血しません。つまり、人間の死に際になりますと、血圧がドーンと下がってきますと、出血しなくなってしまうのです。ですから、出血するということは、血管が切れて、血管内に血液があって、そして血圧がある人だなと、こういうふうに見てゆくわけです。

大出血をした。大変だと死体を運んできました。その残されたシーツの上に、なんと80cm×50cmの範囲に大出血していたのです。出血はどのくらいだったのでしょうか。40人ぐらいの人に聞きました。

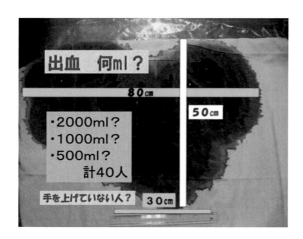

手を上げていない人もいますけれども、答えを見てみましたらこうなっています。2000mlぐらいと答えた人が7人。1000mlぐらいと答えた人が15人、500mlぐらいと答えた人が16人。

さあ、どれが正解でしょうか。正解はなんと70mlなのです。てめえら、そんなこともわからないで、大出血だなんて騒いでんじゃねえよ！と言って怒られます。なぜでしょうか。

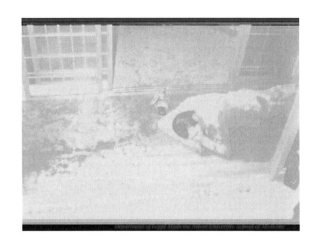

　50cm×80cm＝4000 平方 cm とい
ったらすごいなと思うけれども、
実はシーツですから、染み込んで
どんどん広がってゆくのです。こ
のことをわかっていないとだめで
す。

　これがもし、ガラス板や廊下の
板の間の上に広がっていたとなっ
たら、これは大変です。こういう
ことを一つずつ知っておかないと
いけません。見た目で大出血です
と言って騒いでいるけれども、意
外と大したことがないという場合があり得るということを覚えておく必要があります。で
すから、素人目で見た大出血と思っているのが、実はそれほど大したことはないというこ
ともあるわけです。

　皆さん方の身体に大体動脈血がドーンと流れてゆきますけれども、昔の外科の手術とい
うのは、デカく切って大きい血管をやっつけますと、天井までビューと飛びます。

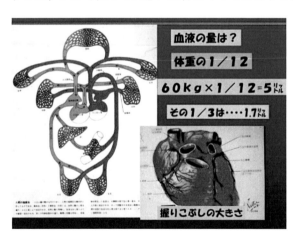

　さあ、ビューと飛んだら血液は
どうなったのだろう。患者は死ぬ
のじゃないのと思います。血液の
量はどのくらいでしょうか。大体
体重の 12 分の 1 ぐらい。13 と言
う人もいますけれども、覚えやす
いのは 12 ヶ月ですから 12 と覚え
ておけば良いと思います。つまり、
体重 60kg の人は、大体その 12 分
の 1 というと約 5L。どのくらい出
たら急死するのか。大体 3 分の 1
出たら、治療しなければ助かりま
せん。大体 1.7L。一升瓶が 1.8L。だから一升瓶くらい急に出ちゃうと大変なことになる。

　さあ、皆さん方の左手を握ってみてください。軽く握ってください。それを胸の真前に
持ってきます。そして、少し左に寄せてください。これが心臓の位置です。心臓の大きさ
は、大体皆さんの握りこぶしの大きさです。しかし相撲取りとか、オリンピックに来てい
る選手たちはもっとデカいですけれども、普通の人は大体握りこぶしの大きさです。これ
がドックンとやったら、どのくらい血液が流れるでしょうか。大体 200ml〜300ml。だから
天井まで血液がビューと飛んだ、大変だといっても大したことないです。200ml か 300ml
です。そういうことを知っておく必要があります。大体普通の人であれば、握りこぶしの
大きさです。スポーツ選手とかは、かなり大きくなっています。

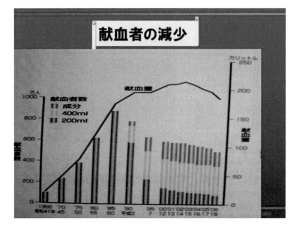

最近では献血者[2]が減っている
けれども、なんとか献血している
人もいます。コロナでまたさらに
減少しています。

ある程度の献血者が確保でき
ないと大きな手術に差支えが出
てきますので、何とか献血に協力
をお願いしています。

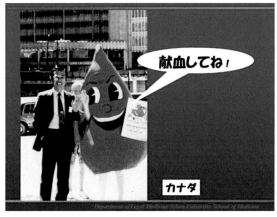

私が昔カナダに行ったときに
非常に感心したのは、献血してね
と言っているのは、物凄い美人の
女子大学生でした。手を見たらど
のくらい美人かというのはわか
ると思います。ですから、日本の
日赤みたいに、もう死にそうなお
爺さんが血をくれ、血をくれって
いうのはやめたほうがいいよと
言っています。女子大生が血液く
ださいと言えば、若い子がどんど
ん寄ってくるよと言っているの
ですけれども、日赤は絶対その意見を取り入れてくれていないのです。

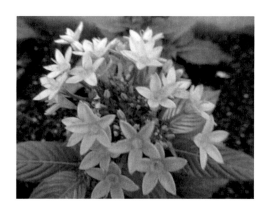

[2] 献血者：病気やけがなどで輸血を必要としている患者の生命を救うため、16 歳から 69 歳までの健
康な方（日本赤十字社）。献血バスと常設の施設で受付。無償。

（3）輸血拒否する人たちの問題

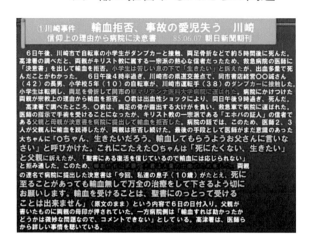

　血液に関して、揉める要素になっているのは輸血拒否[3]の問題です。川崎で起こった事件を少し見てみましょう。小学生がダンプカーに接触してしまいまして、大けがを負いました。両足を骨折して、近くの聖マリアンナ医科大学に運ばれました。ところが病院に駆け付けた両親は、宗教上の理由から輸血を拒否しました。この小学生は出血性ショックになって、夜になって死んでしまったのです。

　両足骨折して大出血しているわけですから、輸血しなきゃいけないというのは、常識なわけですけれども、それをお父さんとお母さんが決意書を病院に出して輸血を拒否した。なんて書いてあったか。「たとえ死に至ることがあっても、輸血なしで万全の治療をしてくださるよう切にお願いします。聖書にのっとって輸血を受けることは出来ません。」というふうに書いて、決意書を出してきました。どこの大学病院に運ばれたのでしょうか。聖マリアンナ医科大学というのは、実はキリスト教のひとつの流派ですけれども、その人たちは輸血したほうがいいよねといって、その子どもさんに、「あなた生きたいんだろう。輸血してもらうようにお父さんに言いなさい」と呼びかけた。小学生は苦しい息の下で「生きたい、生きたい」というふうに訴えたのです。しかし、輸血を両親が断って、そのために患者さんは死んでしまいました。こういう事件が起こったのです。

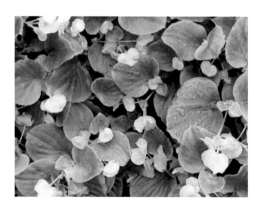

---

[3] 輸血拒否：宗教・思想の禁忌・戒律・価値観の理由、または医療上の意見で輸血を拒否すること。いかなる状況であれ、たとえ生命の危機に陥るとしても輸血を拒否する立場（絶対的無輸血～エホバの証人）であり、もう一つは、生命の危機や重篤な障害に至る危機がない限りにおいて輸血を拒否する立場（相対的無輸血）がある。

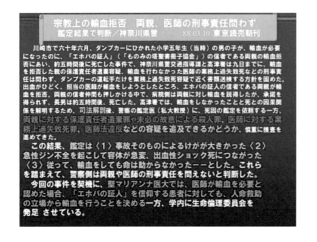

　このあとどうなっただろうか。

　司法解剖されまして、実際に輸血をしなかったから死んだのかどうかということが問題になってきました。つまり、両親に対する保護責任者遺棄罪、つまり、子どもさんを保護しなきゃいけないというのに、それをしていない。保護責任者遺棄罪や、未必の故意による殺人罪、死んでもいいけれども、輸血しない、するなということの罪は？ 医師に対する業務上過失致死罪、医師法違反などの容疑がある。輸血しなきゃいけないというのがわかっているのに輸血をしないで患者さんが死ぬのを見てしまった。

　そういうことで、司法解剖しただけでは足りなくて、別な大学の人に鑑定もしてもらいました。その結果、鑑定としては、一番目に、事故そのものによるけがは大きかった。両足骨折しているということは、もう治療しても助からない可能性もあるかもしれない。

　二番目に、急性心不全を起こして容態が急変して、出血性ショック死につながった。大量出血しましたから、そのあとの障害で腎不全を起こしていた。従って、輸血をしても生命は助からなかった可能性がある、ということになりました。この鑑定を踏まえて警察側は両親や医師の刑事責任を問えないというふうに判断した。

　聖マリアンナ医科大学はキリスト教ですから、冗談じゃない。こんなことで輸血を拒否されて良いのだろうか。医師が輸血を必要と認めた場合には、エホバの証人を信仰する患者さんに対しても、人命救助の立場から輸血を行うことを決定した。そんな違う宗教のものに惑わされる必要はないということで、お医者さんが必要だと診断した場合には、拒否している人が来ても、絶対にうちの病院では輸血しますよ、ということを決定した。一方、学内に生命倫理委員会を発足させて、本当に倫理的にこれで良いのだろうかという問題になってきました。

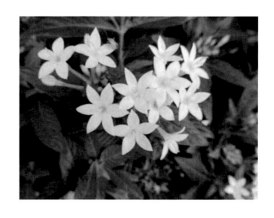

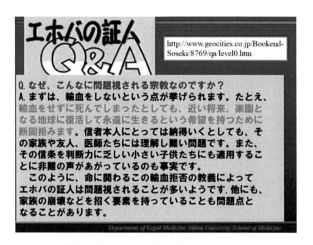

このエホバの証人[4]という方々は、結構真面目な集団です。しかし、どのくらい信者がいるのですか。昔のデータですけれども、日本では約22万人、世界では約600万人います。そして家族で布教活動を行っています。実際にそういう人たちを含めると結構な数になります。その人たちが輸血を拒否する。なんで問題になるのでしょうか。輸血をしてはいけませんというのが教義だといいます。輸血をせずに死んでしまったとしても、近い将来楽園となる地球に復活して、永遠に生きるという希望を持つために、断固拒みます。もし輸血を受け入れてしまえば、近い将来に復活して帰ってくることができません。こういう宗教だということがわかってきました。そういうことで、生命に関係するとしても輸血は拒否しますという教義になっている。

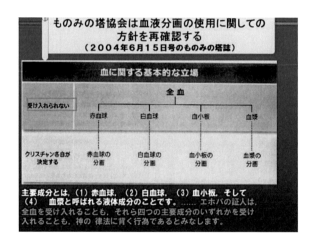

また、別名ものみの塔とも言いますけれども、血液というのは、赤血球、白血球、血小板、そして血漿（ケッショウ）と4種類に大きく分かれますけれども、エホバの証人は、全血を入れることも、これら4つの主要成分のいずれかを受け入れることも、神の律法に背く行為であるというふうに言われています。

　血液が赤いのは人間の場合は赤血球です。皆さんご存じないと思いますけれども、カタツムリの赤血球は何色をしていると思いますか。カタツムリの場合、赤血球が赤くないのです。実は、酸素を運ぶモノは青い色をしているのです。

---

[4] エホバの証人：キリスト教系の宗教。ものみの塔の聖書冊子協会などの法人が各国にある。輸血拒否と兵役拒否。

（4）輸血拒否事件のいろいろ

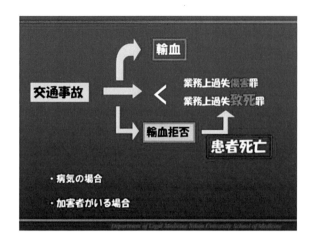

問題は交通事故になった場合に、なんとかしなければいけない。輸血しなければいけないぞ、となります。輸血をしないで、もし死んだりしたら大変です。死んじゃえば業務上過失傷害罪から致死罪の重いほうになってきます。

患者さんが死んじゃったとなると、業務上過失致死罪に運転手は問われてきます。罪がかなり重くなります。もし、患者さんが病気の場合にどうなのだろう。それだけじゃなくて、切られたとか、そういう加害者がいた場合、あるいは交通事故の加害運転手がいた場合に、どこにどういう影響があるのだろうかということが問題になってきました。

実は私が昭和60年に日本大学の教授に就任した直後くらいに、輸血拒否事件というのが起こりました。未熟児で生まれた赤ちゃんは、必ず100%未熟児貧血というのを起こします。そして絶対に必ず輸血しなきゃいけない。これは基本であります。ところが、お父さんとお母さんがエホバの証人の信者で、輸血を拒否しました。しかし、日本大学は小児科の馬場一雄[5]先生の教えで、未熟児を助けなきゃいけない。そのためには未熟児貧血になったときには、必ず輸血をするんだぞと教えていたわけです。

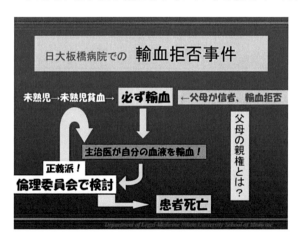

その主治医が、なんと自分の血液を輸血した。お父さんとお母さんが輸血拒否だったら、俺の血液を入れてやるから、俺の血液は血液型が合うからと言って輸血をしちゃった。これで大問題になってきまして、倫理委員会で検討することになりました。私は法医学の教授に就任したときから、倫理委員会の委員でありました。

この主治医は正義派だ。自分の血液を入れるか、ということにな

---

[5] 馬場一雄：小児科医（1920.8—2009.8）。東京帝大卒、小児科助教授。日本大学教授（1963年）。付属板橋病院長。日本学術会議会員。五つ子の養育に関わる。

ったのですけれども、これは、倫理的に許されるのだろうか、そういうことで慎重に検討します。皆さん知っていますよね。私は元公務員ですから、慎重にということは、ゆっくりやって結論は出さない。これを慎重にやれということなのです。この患者さんはその後実際に死亡してしまいました。生きていれば大問題になって、ああじゃないこうじゃないとなりますけれども、患者さんは正義派の主治医が自分の血液を入れたのに死んじゃった。しょうがないよねということになってくる。

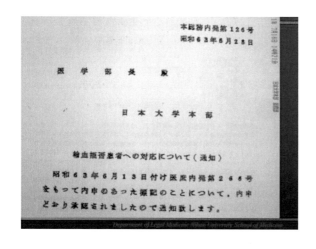

父母の親権はどこまで影響があるのだろうか。これを考えてゆく必要があります。自分が信者であって、自分が輸血を拒否するのは仕方ないです。しかし、お父さんやお母さんが信者であっても、子どもの輸血を拒否して良いのだろうか。誰に権利があるのだろうか。こういう問題です。そこで倫理委員会でじっくり検討しました。学部長から学長、総長の許可も得ないと、これは大問題ですから決められません。実際に日本大学本部から、「輸血拒否患者への対応について（通知）」というのを出してもらいました。その原本は私がつくったのですけれども、「日本大学では患者の救命・救急のために輸血が不可欠という場合には、次善の医療手段がない場合があるにもかかわらず、宗教上等の理由により患者自身あるいはその近親者が輸血を拒否することによる医療上のトラブルを回避するために、次の事項を患者あるいはその近親者に説明し、所定の輸血承諾書に署名押捺を求め、同意を確認した上で輸血などの処置を行う」という前文になりました。

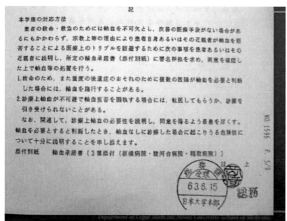

そして「救命のため、また重度の後遺症のおそれのために、複数の医師が輸血を必要と判断した場合には、輸血を施行することがある」。1人じゃなくて2人以上のドクターが輸血が必要だといった場合には、輸血をしますよということを宣言した。二つ目、「診療上輸血が不可避で、輸血拒否を固執する場合には、転医してもらうか、診療を引き受けられないことがある」。つまり、他所の病院に行

きなさい。うちは絶対輸血しますよ。そうでなければ、うちの病院では診療を引き受けませんよ。こういうことを宣言した。日本で初めて倫理的な結論を出したわけです。

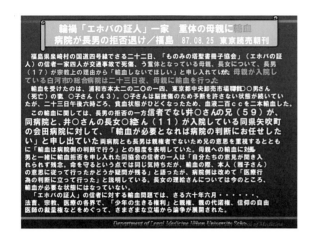

ほかのところでも大きな問題になりました。これは福島県で、家族一家が布教のために行ったけれども、その時に交通事故に遭いました。この大きな交通事故が大変なことになりました。

輸血を受けたのは奥さんですけれども、実は旦那さんはすでにその時、死んでいました。

さあ、このあと脳挫傷もあるし、予断を許さない状態が続いていたのですけれども、その時に輸血拒否をするかどうか。ところが長男は輸血拒否と言っていたのですけれども、信者ではないこの人のお兄さん59歳が、入院している病院に対して、輸血が必要となれば、病院の判断にお任せしたいと申し立ててくれた。つまり、家族一同は輸血拒否の方々ですけれども、長女はもうすでに意識がハッキリしていない。家族ではないですけれども、（信者ではない）お兄さん、兄妹ですけれども、それが輸血の必要がある場合には病院の判断にお任せしますと言ってくれた。私はその前に医療事故の問題で、講演を頼まれたときに、この病院にこういう話を実はしていた。押田先生のいうことと、これを参考にすれば、輸血しても大丈夫だと言って輸血をした。こういう事例になってきました。

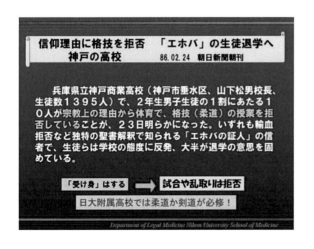

信仰を理由に格闘技を拒否する。この問題も出てきました。何かと言うと、宗教上の理由から、体育で格闘技、特に柔道の授業の一部を拒否する。倒れたときにバタッと畳を叩く護身はやれますけれども、相手と組んで投げるということは拒否します。格闘技は拒否する。こうなった場合にどうするか。受け身はする。しかし、試合とか乱取りは拒否する。実は日本大学も、附属高校では柔道か剣道が必修になっています。これをどうしたら良いだろうか、という相談もでてきました。

（5）輸血拒否者と裁判

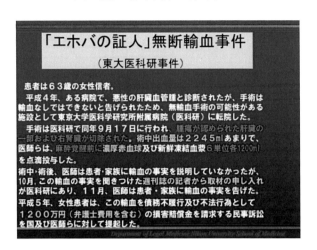

「エホバの証人」無断輸血事件
（東大医科研事件）

患者は63歳の女性信者。
平成4年、ある病院で、悪性の肝臓血管腫と診断されたが、手術は輸血なしではできないと告げられたため、無輸血手術の可能性がある施設として東京大学医科学研究所附属病院（医科研）に転院した。
手術は医科研で同年9月17日に行われ、腫瘍が認められた肝臓の一部および右腎臓が切除された。術中出血量は2245mlあまりで、医師らは、麻酔覚醒前に濃厚赤血球及び新鮮凍結血漿6単位各1200mlを点滴投与した。
術中・術後、医師は患者・家族に輸血の事実を説明していなかったが、10月、この輸血の事実を聞きつけた週刊誌の記者から取材の申し入れが医科研にあり、11月、医師は患者・家族に輸血の事実を告げた。
平成5年、女性患者は、この輸血を債務不履行及び不法行為として1200万円（弁護士費用を含む）の損害賠償金を請求する民事訴訟を国及び医師らに対して提起した。

大問題になってきたのは、国立大学で、それも旧帝国大学の東京大学の医科学研究所で行った無断輸血事件というのが起こりました。国とエホバの証人が激突したわけですから、これは最高の勝負になってきたぞと思って、私たちは注目していました。

63歳の女性の信者さんでした。入院したときに、悪性の肝臓の血管腫だけれども、手術のときに輸血なしでやってくださいと言った。しかし肝臓の血管腫ですから、手術すれば大量出血します。絶対に無輸血では手術ができません。そこである病院から東京大学医科学研究所の附属病院に転院しました。平成4年9月17日に手術が行われたのですけれども、腫瘍が認められた肝臓の一部及び右腎臓が切除されて、術中出血量は2245mlでした。63歳の女性ですから、1500ml ぐらい出たらもうヤバいです。2245ml 出血、仕方がない、輸血するしかない。麻酔が覚めると輸血を拒否されます。そこで考えた。麻酔が覚める前に輸血した。1200ml 輸血したのを隠して、本人にもしゃべらないで手術は無事に終わりました、良かったですねということで退院した。

しかし、このあとに職員の一部から流れたと思いますけれども、あの人は輸血を拒否していたのに、輸血をしたよねということが噂で流れてきて、週刊誌の記者から取材の申し入れがあった。あなたは輸血拒否しているというのはウソでしょ。輸血されているじゃないですか。私は知りません。そこでこれは冗談じゃない。私は輸血を拒否しますという書類を出しているのに、麻酔が覚める前に隠れてやって、そしてそのあとで輸血をしましたということを、私に言っていない。ふざけるんじゃない。債務不履行及び不法行為として、1200万円の損害賠償を請求したのです。これは典型的なパターンですから、私たちは注目して結果を待ちました。

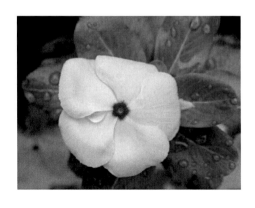

21

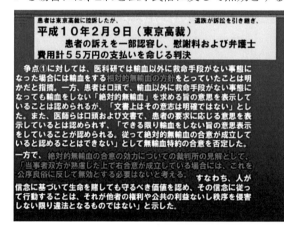

平成9年3月12日の第一審判決（東京地裁）

争点①に対し「医師が患者との間で」「いかなる事態になっても輸血をしないとの特約を合意すること」「医療が患者の治療を目的とし救命することを第一の目標とすること、人の生命尊高な価値のあること、医師は患者に対し可能な限りの救命措置をとる義務のあること」に「反するものであり、それが宗教的信条に基づくものであったとしても、公序良俗に反して無効」とした。

争点②に対しては、「医師は、当該手術の内容・効果、身体に対する影響・危険及び当該手術を受けない場合の予後の予想等を患者に対し説明する義務を負う」。「この説明義務に基づく説明は」「いかなる事態になっても患者に輸血しないかどうかの説明は含まれないものである」とし、「一般的に、医師は、患者に対し可能な限りの救命措置をとる義務があり、手術中に輸血以外に救命方法がない事態になれば、患者に輸血をする義務がある」。輸血を受け入れないという患者の意思を認識したうえで、その「意思に従うように振る舞って」「本件手術を受けさせたことが違法であるとは解せられない」とした。

争点③に対して、閉腹完了時には「完全なショック状態までは至っていないが、進行性の機能障害へ進む過程にあったので」「生命を救うために」「医師らは本件輸血をしたものであって」「社会的に正当な行為として違法性がない」として 患者の請求を棄却した。

一審判決が平成9年3月12日に出ました。「いかなる事態になっても輸血をしないとの特約を合意すること」は、「医療が患者の治療を目的とし、救命することを第一の目標とすること」、あるいは色々なことに対して反しているのではないか。それが「宗教上の信条に基づくものであったとしても、公序良俗[6]に反して無効」である。そんな契約は無効であるとして請求棄却されました。

公序良俗って知っていますよね。勉強した方もいますよね。公序良俗ってこんなところに使うんじゃないよね。これを見て私もぶったまげまして、おいおいおい、高裁判決が注目される。

東京高裁の判決が平成10年2月9日に出ました。「相対的無輸血の方針」。これは絶対的無輸血じゃなくて、「相対的無輸血」の方針を医科学研究所では取っていたのだけれども、患者さんは口頭で輸血以外に救命手段がない事態になっても輸血をしない、という「絶対的無輸血」を求める旨の意思を表示していた。これは明らかである。「絶対的無輸血」の合意の効力についての裁判所の見解として、「当事者双方が熟慮した上で右合意が成立している場合には、これを公序良俗に反して無効とする必要はないと考える」。これは当然です。

患者は東京高裁に控訴したが、　遺族が訴訟を引き継ぎ、

平成10年2月9日（東京高裁）
患者の訴えを一部認容し、慰謝料および弁護士費用計55万円の支払いを命じる判決

争点①に対しては、医科研では輸血以外に救命手段がない事態になった場合には輸血をする相対的無輸血の方針をとっていたことは明かだと指摘。一方、患者は口頭で、輸血以外に救命手段がない事態になっても輸血をしない「絶対的無輸血」を求める旨の意思を表示していることは認められるが、「文書上はその意思は明確ではない」とした。また、医師らは口頭および文書で、患者の要求に応じる意思を表示しているとは認められず、「できる限り輸血をしない旨の意思表示をしていることが認められる。従って絶対的無輸血の合意が成立していると認めることはできない」として無輸血特約の合意を否定した。

一方で、絶対的無輸血の合意の効力についての裁判所の見解として、「当事者双方が熟慮した上で右合意が成立している場合には、これを公序良俗に反して無効とする必要はないと考える」。すなわち、人が信念に基づいて生命を賭しても守るべき価値を認め、その信念に従って行動することは、それが他者の権利や公共の利益ないし秩序を侵害しない限り違法となるものではない」と示した。

答えはどうなっちゃうの。「人はいずれ死すべきものであり、その死に至るまでの生きざまは自ら決定できる」これは自己決定権です。「一応相対的無輸血の方針を病院では説明してくれた。しかし、患者が絶対的無輸血、絶対やらないでくださいと言った場合に、それに固執している以上、病院の方針を説明してなお、病院における入院治療を継続するか否か、特に本件手術を受けるかどうかの選択の機会を与えるべきであった」つまり、説明義務に違反があるということにして、なんと50万円プラス弁護費用、合計55万円の支払いを命じた。

---

6 公序良俗：公の秩序（社会の一般的秩序）および善良な風俗（社会の一般的道徳観念）のこと。

患者は東京高裁に控訴したが、平成九年八月に亡くなり、遺族が訴訟を引き継ぎ、

平成１０年２月９日（東京高裁）
患者の訴えを一部認容し、慰謝料および弁護士費用計５５万円の支払いを命じる判決

家族、国・医師いずれも判決を不服として最高裁に上告したが、平成１２年２月２９日、両者の上告を棄却した。この判決の中では、最高裁は、無輸血特約の適否については触れず、患者の「自己決定権」という言葉の使用は避け、「意思決定をする権利は、人格権の一内容として尊重しなければならない」と論じ、医師らが説明を怠ったことを「人格権を侵害した」とした。

「意思決定をする権利は、人格権の一内容として尊重しなければならない」ということを理由にして、最高裁もこれを認めた。55万円の支払いを命じる高裁判決を最高裁も認めたのです。どこにも公序良俗なんていう単語は出てこない。これは常識です。これが日本における国立大学の東京大学と「エホバの証人」がもろに対決した結果であります。最高裁判例[7]ですから、永久に影響力を持っている。

では加害者がいる場合にどうなるのだろうか。絶対的輸血拒否で、拒否したのは被害者です。加害者に責任を持たせて良いのですか？ そんなことを認めたお医者さんの責任じゃないのという訴訟が起こり得る。こういうことになってきました。

輸血拒否患者への対応等に関するガイドライン（修正案）

1 基本的方針
　① 患者の意思を尊重し、宗教上の理由により無輸血を希望する患者（以下輸血拒否患者という）は、輸血なしで治療する。
　② 輸血が必要と考えられる状況では、本ガイドラインに従い対応するものとし、医療従事者個人の宗教観や人生観に基づく判断は禁止する。
　③ 輸血拒否患者が差し迫った状況になった場合は、対応が可能な病院への転院も考慮する。
　④ 15歳未満の患者（以下未成年者という）には、複数の医師が必要と判断すれば輸血するものとし、未成年者への輸血を親が自己の宗教上の理由により拒否することについては、認めない。
2 輸血拒否患者の入院等の報告
　① 輸血拒否患者が入院した場合は、当該診療科の医長以上の責任者に報告する。
　② 輸血拒否の事態が発生した場合は、その対応について当該診療科の医長、科長又は部長に了承を得る。
3 輸血拒否患者への対応及び対応に当たっての確認事項
　① 輸血拒否書の確認等
　　(1) 患者本人が15歳以上であって、その患者が所持している「輸血拒否書」が、患者本人の自筆と意思に基づくものであるかを慎重に確認する。親族（原則として、配偶者、子、父母、孫、祖父母及び同居の親族とする。以下同じ）が同席している場合には、その者からも事情聴取を行うようにする。
　　(2) 「輸血拒否書」の確認は研修医以外の2名の医師（1名は医長以上）が行うものとし、確認ができたときは「輸血拒否書」（様式第1号）を取得する。
　　(3) 意識障害や時間的制約により患者本人から「輸血拒否書」の確認が十分にできない場合は、拒否未確認と判断し、その内容をカルテに記載した上で、必要な輸血を行う。

そういうことに対して、最初に日本大学が出したものだけでは足らないというので、「輸血拒否患者への対応等に関するガイドライン」の修正案をつくろうということになって、色々検討しました。一つの問題は、15歳以下の患者さんの場合です。15歳以上は自己決定権[8]があるというふうに、大体今裁判では認められているので、15歳以下の子どもに、この絶対的輸血拒否を強制して良いのだろうか。こういう問題を考えておく必要があるということになりました。

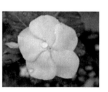

---

[7] 最高裁判例：最高裁判例を変更するには、小法廷でそれをすることはできず、大法廷の裁判によるのでなければならないとされている（裁判所法10条三号）
[8] 自己決定権：自分の生き方や生活について、他者からの干渉を受けることなく自らの事について決定を下すことができる権利。

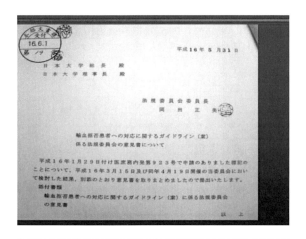

こういうことで、最初の通知から20年ぐらい経ちましたので、色々考えて、ああでもないこうでもないということで、案をつくって、それを日本大学本部に出したのですけれども、大学の最終決定の答えが返ってきておりません。

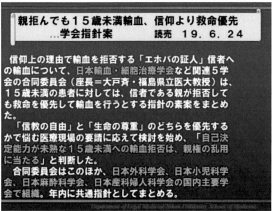

これは学会でも大問題になってきまして、日本輸血・細胞治療学会など関連5学会の合同委員会で、15歳未満の患者に対してどうするか。「自己決定能力が未熟な15歳未満への輸血拒否は、親権の乱用に当たる」ということで、日本外科学会、日本小児科学会、あるいは日本麻酔科学会、日本産婦人科学会などの主要学会でも検討されている。つまり、子どもに強制する権利はないです。だから子どもさんが15歳以下で、自分の意思表示がまだ認められていない場合に、輸血を拒否するということに対しては問題がある。そういう場合には、医師が1人で判断するのではなくて、2人以上のドクターが相談して、そして場合によっては倫理委員会に諮って、強制的に輸血をするということもあり得る。こういうことになってきました。

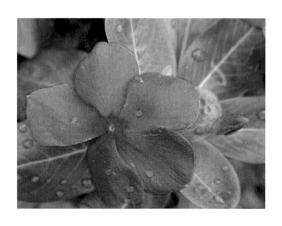

ものみの塔の輸血拒否方針による死者の数の推測

<この記事はAJWRBの英文の記事を日本語で抜粋したものです。>

・無輸血手術により死亡率はどれだけ増えるか

キッチン[Am J Med 1993;94:117-119]は、1993年までの無輸血治療を行う幾つかの医療センターから寄せられた数字を総合し、心臓血管系と整形外科を中心とする1404件の無輸血手術により、その1.4パーセントの患者が輸血をしなかったことが直接の原因で死んだことを発表しました。この1.4パーセントという数字は、言い換えればエホバの証人が無輸血治療による手術を受けた場合、死亡率が1.4パーセント増えるということで、更に言い換えれば100人のエホバの証人が無輸血で手術を受けた場合、1.4人のエホバの証人が輸血拒否が元で死ぬ、あるいは1000人のエホバの証人の手術により、14人が輸血をすれば避けられた原因で死んでいることを意味しています。

Department of Legal Medicine Nihon University School of Medicine

年間900人の死者の重み

年間の死者の数は、決して9人でも90人でもなければ、9000人でもないということはほぼ間違いなく結論されるでしょう。ものみの塔協会の方針により、人が年間900人以上死んでいく、この数字が大きいと感じるか小さいと感じるかは人によって異なるでしょう。宗教が原因で人が死んでいく例では、最近ではオーム真理教の殺人や、ジム・ジョーンズのピープルズ・テンプルによる900人の集団自殺、テキサス州ウェイコでのブランチデビデアンの大量焼死自殺がありますが、エホバの証人の場合、これらと異なるのは、その死が世界中の病院の中で散発的に大部分は報道されることもなく起こっていること、しかしその一方で他のカルトの死者と異なり、この方針が続く限り、毎年毎年死者の数は累積されるということでしょう。恐らくこの輸血拒否の方針が始まった1961年以来の死者を累計すると、宗教の教義が理由で信者が死んだ事例では、恐らく最大の死者を出してきたと考えられます。

Kitchens CS. Are transfusions overrated? Surgical outcome of Jehovah's Witnesses. Am J Med 1993;94:117-119
American Association of Blood Banks. Available from
URL:http://www.aabb.org/All_About_Blood/FAQs/aabb_faqs.htm
Sazama K. Reports of 355 transfusion-associated deaths: 1976 through 1985. Transfusion 1990;30:583-590

Department of Legal Medicine Nihon University School of Medicine

実際に国際学会をやったり、この方々（エホバの証人）は、実は真面目な方々なのですけれども、どのくらい輸血拒否で死んでいるのだろうかということが気になります。一部の資料で調べてみると、1404件の無輸血手術により、その1.4％の患者が、輸血をしなかったことが直接の原因で死んだことを発表しました。結構死んでいる。さらに広い範囲ではどうなっているのだろうか。

輸血が必要な人というのは、かなり多いので、調べてみると、エホバの証人の方針により、年間約900人以上の人が死んでいるのではないか。900件のトラブルが発生する可能性があるのではないかということが予測されています。この結論はまだ出ておりませんし、宗教の自由と、それから個人の親権は子どもに及ぶのかとか、そういう法律的な背景をしっかりと理解して対応してゆく必要がある。必要な場合には、1人ではなくて必ず複数の専門家の意見、そして場合によっては倫理委員会の意見、場合によっては大学の理事会の決定権がなければいけないのではないだろうか。こういうことになってきました。

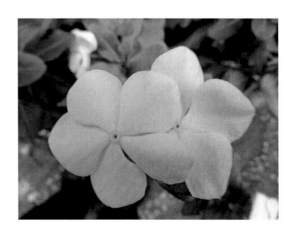

（6）血液型について

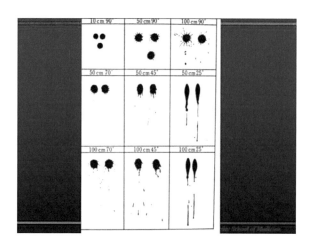

今度は血液が飛びます。あるいは血液が滴ります。上側のものは直角に落ちた場合です。それから斜めになってきますと、50cmのところから45度のところにゆきますと、下のほうにピョンと飛び跳ねてきます。さらに、1mぐらいのところから直角にドーンといきますと、飛び散りますけれども、斜めになりますと下のほうに血液が流れてきます。

これを見て、どちらの方向からどんな強さで血液が飛んできたのかということを、我々は現場の血痕の流れを見て考えています。警察官のほうでは、よくテレビで出ていますけれども、血痕の検査を鑑識課の人がやっています。あるいは、そういうところで指紋があるかないかというので、粉を付けて指紋を検出したりしています。

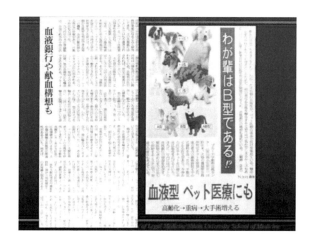

動物ではどうなっているのだろうか。私の弟子の一人は、獣医さんだったので、こういうところにも目が向きました。実は、動物はほとんど、わが輩は猫であるじゃなく、わが輩はB型であるということを、今日覚えてください。動物はほとんどB型が多いのです。B型だけではないのですけれども、わが輩はB型である。動物の血液なのか、人間の血液なのか、ＡＢＯ式の血液型だけを調べちゃいけません。B型の動物だっているからです。今ペットを飼っている人が多いですから気を付けなきゃいけない。そのときには、この血痕の検査というのが重要です。

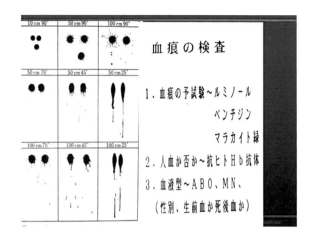

血痕の検査

1. 血痕の予試験~ルミノール
　　　　　　　　　ベンチジン
　　　　　　　　　マラカイト緑

2. 人血か否か~抗ヒトHb抗体

3. 血液型~ABO、MN、
　　（性別、生前血か死後血か）

何を調べるかというと、まず血痕かどうかというのを調べます。言ってみれば、赤いものが飛び散っているかもしれない。場合によったらソースかもしれない。というところを鑑別するためには、血痕の予試験として、ルミノール反応[9]、ベンチジン反応[10]、マラカイトグリーン反応[11]が使われています。昔有名だったのは、ルミノール反応ですけれども、今ではマラカイトグリーン法が使われています。これが出てくれば血液である。ジュースとか、赤いドロッとしたものでもそれは違います。

その次に鑑別するのは、人間の血液か否か。動物の血液か人間の血液か。これは抗ヒトHb（ヘモグロビン）検査というのをやります。ヒトのヘモグロビンに反応すると陽性となる。動物には出ない。しかし気を付けなきゃいけません。一般家庭にとんでもない動物を飼っている人がいます。抗ヒトHbが陽性になってしまう動物がいるのです。

なんだと思いますか？

マントヒヒ、類人猿です。類人猿ってアフリカにしかいないと思ったら大間違い。今では色々な人が色々なことをやっているので、何やっているかわからない。人間とそっくりですから実は類人猿は鑑別が難しい。その場合にどうするか。その次のABO式とか、MN式血液型を調べてゆく。そのときに、できれば男の血液か、女の血液かも調べる。生前に出た血液か、死後に出た血液かを調べたいのだけれども、なかなか難しい。

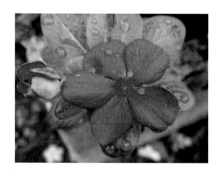

---

[9] ルミノール反応：ルミノールと炭酸ナトリウムとの水溶液に過酸化水素を加えた試薬を、血痕（けっこん）に噴霧すると、暗所で青白く発光する反応。

[10] ベンチジン反応：血液中のヘモグロビンの触媒作用で青紫色に発色する。

[11] マラカイトグリーン反応：無色のマラカイトグリーンが、血液中のヘムにより触媒される酸化還元反応により酸化され、青緑色のマラカイトグリーンに変換される反応。特異性が高く、誤判定が少ない血痕予備検査法。

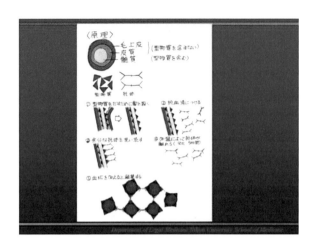

　そうしているときに、日本人は
すごいです。髪の毛を3つに切り
ました。髪の毛を切断するんじゃ
ないのです。平行して一本の髪の
毛をシュッ、シュッ、シュッと3本
に切る。これをできるのは、日本
人だけです。なぜか。抗A、抗B、
抗Hと3本ないといけないので、
髪の毛を輪切りじゃなくて、千切
りにした人がいます。日本人しか
できません。そして髪の毛からA
ＢＯ式の血液型がわかるというこ

とをアメリカで発表した瞬間に、みんなウソだろと言ったので実際に実験して見せた。目
の前でシュッ、シュッ、シュッと3本に切って見せたら、もう驚きまして、忍者！日本か
ら来たぞということになった。アメリカ人は不器用ですからできません。この毛髪を3本
に切って、抗A、抗B、抗Hと3つ反応させて、そして反応しないのをO型、A型物質に反
応するのはA型とこういうふうにやって見せた。これが昭和40年代の後半だったのです
けれども、日本人というのはとんでもない人たちだとアメリカ人はぶったまげました。

（7）血液型とマスゴミ

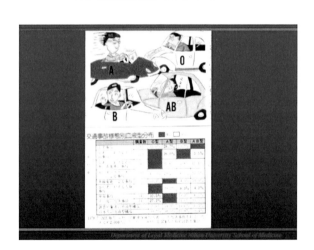

　そうしている間に、また色々な
ものがマスコミで流れてきまし
た。私はＡＢ型だから交通事故を
起こしやすいとか、B型は危ない
とか、色々言う人が出てきました。

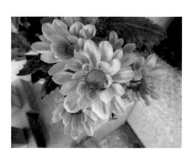

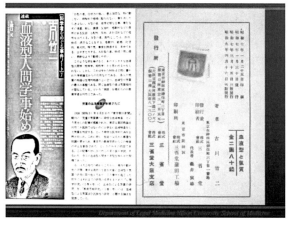

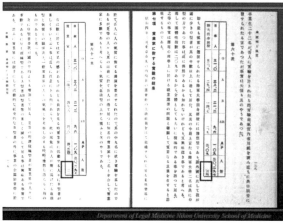

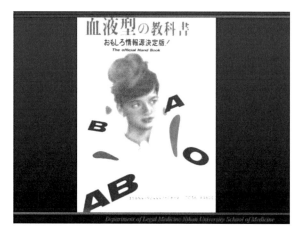

　この元になっているのは、「血液型人間学事始め」です。いつ頃の本だと思いますか？　昭和7年。「血液型と気質、金二圓八十銭」です。こういうときにできた本ですが、読んでみました。すごいです。もう歴史から何から書いてある。全部読むしかないと思って、読んでみたら驚きました。血液に関してああじゃないこうじゃないと書いているけれども、血液型を調べた件数が問題です。一番下の数見てください。14人。おいおい。14人調べて結論言うか。次見たら34人。もう一つ見たら21人。こんな数で結論言ってはだめでしょうということになって、これは根拠が薄いなということがわかりました。

　しかし、そういうものに興味がある人が多く、「血液型の教科書」をみんな面白がって読んでいます。けれども殆んどウソです。しかし、本当のこともあるなと思ったのは、日本人は北の方の人と南の方の人では、血液型の分布が違う。南の方の人はA型の人が多い。北の方の人はB型とO型の人が多い。これは場合によると、蝦夷人と朝鮮半島から来たのと、フィリピンの方から来た人と、縄文式文化と弥生式文化の違いとか、色々あるかもしれませんけれども、これはほぼ合っています。しかし、そんなに取り上げて騒がなきゃいけないほどのものではないのです。

29

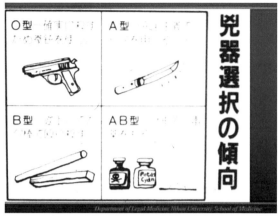

この「血液型の教科書」はもっとひどいです。凶器を選択する傾向で、人を殺すのにＡ型は完全主義でドスを用いる。皆さん、Ａ型怖いですよ。Ｏ型は確実に殺すために拳銃を使う。もっと怖いです。ＡＢ型は計画性があるので、毒薬を盛る。Ｂ型は逆上して角棒で殴り殺す。こんなことを書いて良いのか。明らかにこれインチキです。

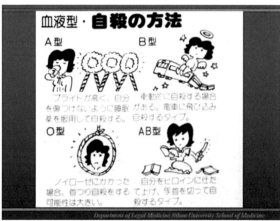

自殺の方法も違います。薬を飲む者、刃物を持つ者、ちょっと待てよ。刃物を持つと言ったのはＡ型といったのに、こっちではＡＢ型といっているぞ。同じ本の中で言っていることが違う。

そういうことですけれども、今血液型関係の番組が結構あります。性格を決めつけたり色々しますけれども、科学的根拠があるかのような体裁で、問題があるなどと判断していると言いながら、マスコミは視聴率が高いですからこういう放送をする。こういうことが今、流行しています。

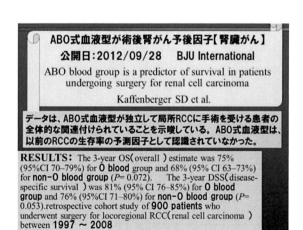

しかし、気を付けなければいけない論文が出てきました。ＡＢＯ式血液型が術後腎がん予後因子に関係する。こんな論文が出てきました。データは本当に信用できるのだろうか。一つずつ見てゆく必要があります。今のところ血液型によってがんになりやすい人、こっちはそうでない人だとかというのを言っている人がいますけれども、一応科学的な根拠はまだ薄いと言われています。

2．親子鑑定の歴史

（1）親子鑑定とは

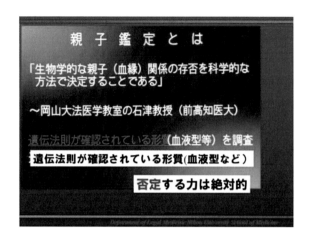

この血液の問題は、まだまだあります。親子鑑定の変遷ということで話をしてゆきます。

「親子鑑定とは」ということで、岡山大学の法医学の石津教授が関係しています。石津日出雄[12]先生は私の2つ上ですけれども、私が沖縄に法医学の顧問で行ったときの、前の先生でもありまして、物凄く信用できる先生です。この先生の定義では、「生物学的な親子（血縁）関係の存否を科学的な方法で決定することである」。非常にわかりやすい。そのためには、遺伝法則が確認されている形質や血液型などを調査します。遺伝法則が確認されている形質として、血液型などは非常に大事です。つまり、言っていることは、「否定する力は絶対的」です。親子でないという結論は絶対的です。ただし、血液型その他を調べて、1個否定ではいけません。孤立否定と言うのですけれども、複数のもので否定された場合には、100％親子ではありません。いくら調べても、どこにも矛盾がないと言っても、いくら調べても親子であるということを100％証明することはできません。大原則をわかっていない法医学者が山ほどいるのです。

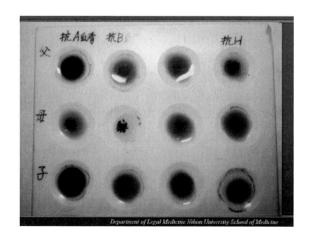

ランドシュタイナーが1901年にＡＢＯ式の血液型を発見してくれました。その前の親子鑑定というのは信用できません。ＡＢＯ式血液型はどうやって判定するのか。抗Aを混ぜたら凝集していた。片方は凝集していなかったとなります。この凝集したか、凝集していないか。これによって血液型を判定する。例えば抗Aのほうが凝集していない。抗Bのほうは凝集している。そして抗Hも凝集している。

---

[12] 石津日出雄：昭和40年岡山大医学部卒。講師・助教授後高知医大教授（昭和55年～平成2年）。岡山大教授（平成2年～18年）。川崎医大教授（平成18年～27年）。

これは、お父さんはB型ですとなるわけです。

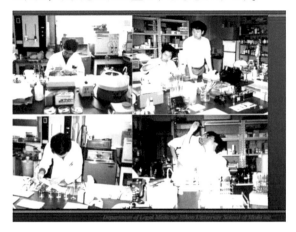

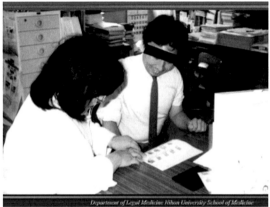

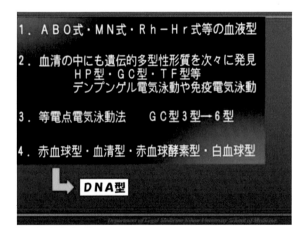

じゃあ、お母さんは、抗Aは凝集していますか。微妙ですよ。抗Bは凝集している。抗Hはどうなんだろうね。ここが凝集していないとだめなんですけれども、凝集する人としない人がいる。子どもさんを見ると、あれ、凝集していない。抗H、凝集している。これはO型。こういうふうにして判定してゆきます。ですから、こんなふうにして血液型を1人ではなくて、複数の人の眼で判定してゆきます。

たくさんの血液型が発見される前には何をしていたかというと、指紋を取っていました。お父さん、お母さんの指紋と、子どもの指紋が似ている。似ていれば親子じゃないの。こういうことですけれども、これは科学的根拠がそんなに高くはありません。

私が医学部に入った頃には、ABO式の血液型と、MN型がメインで、そこにRh–Hr型が出てきました。そのあと、昭和40年代から物凄い勢いで血液型の研究が進歩しました。血清の中にも遺伝的多型性形質[13]が次々に発見されました。HP（ハプトグロビン）、GC（ジーシー）、TF（トランスフェリン）。デンプンゲル電気泳動（デンキエイドウ）とか免疫電気泳動がはやってきまして、新しい血液型が20

---

[13] 遺伝的多型性形質：ある遺伝形質に対して異なる複数の遺伝子型が同一種の集団に存在する状態の形質。

ぐらい発見されてきました。どんどん毎月のように新しい論文が出るので、血液型関係の人は大変でした、英文を読まなきゃいけない。そしてそこへまた等電点電気泳動法（トウデンテンデンキエイドウホウ）という新しい方法が出てきまして、GC型が、3つの型に分かれていたのが、6つの型に分かれるようになってきました。つまり、赤血球の型だけではだめです。血清型は検査したのか。赤血球酵素型は検査したのか。白血球型はどうなったんだろうかと、こういうふうになってきて、もう20～40ぐらいの血液型、血清型、色々な型を調べなきゃいけない。そして皆さんにお話ししましたように、昭和60年、御巣鷹山の事故の時が、DNA型元年でありまして、それから急激にDNA型が進歩してくるわけです。

（2）親子鑑定で一番揉めるもの

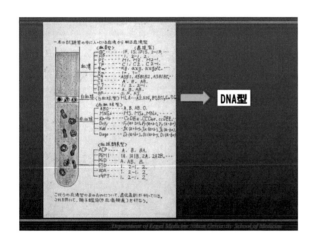

このようにいろいろな血液型が親子鑑定に物凄い大きな影響を与えるようになってきました。つまり、上澄みのほうの血清型でもここに書いてありますように、10くらいの検査を我々もやっていました。それから、上澄みと下の赤血球の間に白血球がありますけれども、これが白血球型で臓器移植をするときに物凄く大切です。赤血球の膜にある型がＡＢＯ式の血液型。赤血球型としてMN型、Rh、Duffy

（ダフィー）、Kidd（キッド）、Diego（ディエゴ）とか色々出てきました。それ以外に赤血球の酵素型は、ACPですね。PGMとか、PGDとか、なんだかわけわかんなくなってきますけれども、これを全部検査しなければ、親子鑑定してはいけない時期だった。これだけ検査すると、さすがに怪しい親は見つかります、ということになってきました。この白血球のところに出てきたのがDNA型です。このDNA型は凄いことになりました。これは影響が大きいです。このDNA型のおかげで、今ではたくさんの血液型の検査をしなくても済むような時代になってきたのです。

親子鑑定

1. 認知請求（調停）事件
2. 親子関係不存在確認請求（調停）事件
3. 嫡出子否認請求（調停）事件
4. 父を定める訴え
5. その他の民事関係の親子鑑定
   夫婦関係調整調停事件
   赤ちゃん取り違い事件
6. 刑事事件の親子鑑定
   嬰児殺や尊属殺の疑い

親子鑑定では認知請求[14]というのが一番多いです。これが大体半分です。その次は親子関係不存在確認請求です。親子であるよって言われて、お父さんにそっくりだよねと喜んでいるうちに、だんだん大きくなってくると、自分は毛がないのに、毛がフサフサしている。なんか縮れているぞ。俺は縮れていないよねということで、親子であるというのは、ある一定期間過ぎますと、裁判で親子関係不存在確認請求をしないと認めてくれない。こういうふうになっています。この1と2が多いです。特に1が一番多いのです。

三番目の嫡出子否認[15]というのは、自分の嫡出子かどうかというので、これも裁判で揉めるケースで、これはそんなに多くありませんけれどもあります。父を定める訴えというのは、日本の独特の法律でありますけれども、これをしなければいけないというふうに書いてある条文があって、これを使っているケースはほんの僅かですけれどもあります。

その他の夫婦関係調整調停事件というのは何かと言うと、離婚をする前に、この子どもは自分の本当の子なのかどうかによって、慰謝料を払うかどうか、学費を払うかどうかを決めたいというので、親子関係の離婚の前にやる夫婦関係調整調停事件で、これが最近増えています。

赤ちゃん取り違い事件はあとでお話ししますように、昭和40年代になって、ドーンと表面化してきたのです。六番目は非常に少ないですけれども、刑事事件でも親子鑑定をやっています。なぜかと言うと、嬰児殺や本当に自分の子を殺したのか、それとも他人の子どもを殺したのかによって罪の重さが違う。

昔は尊属殺というのがありまして、自分のお父さんを殺したら、普通だったら無期懲役なのに死刑と、罪が一つ重いわけです。本当の父親を殺したのだったら、尊属殺だぞというと罪が重くなりますので、本当の親かどうかを先生検査してくださいというのもたまにありました。

---

[14] 認知請求：婚姻関係にない父と母の間に出生した子を父が認知しない場合には、子などから父を相手とする請求をする。家庭裁判所では調停となる。

[15] 嫡出子否認：嫡出子（婚姻関係にある男女間に生まれた子）であると推定された子について、その嫡出性を否認する行為のこと。夫が子の出生を知った時から1年以内に提起しなければならない。その後に裁判を提起することもある

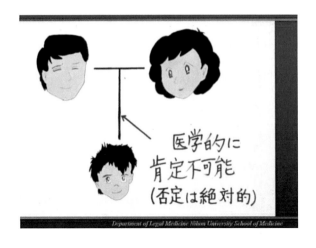

実際はお母さんからそういう訴えが出るということはほとんどありません。お父さんが本当に私の子なのかどうかを検査してほしいという訴えですが、医学的に肯定は不可能です。否定は絶対的です。それも孤立否定ではいけません。2つ以上否定された場合にはそれは確実です。

（3） 親子鑑定の実体験

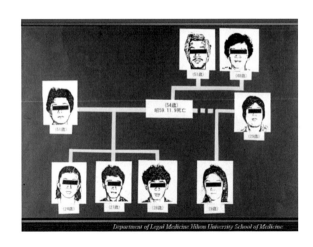

教授になった直後に、とんでもない事件に巻き込まれました。昭和59年11月9日。外国に行ったお父さんが空港で急死したのです。名古屋の人です。お母さんはビックリ仰天しました。子どもが3人います。女の子と男の子と男の子。この次男がヨーロッパにいたので、その次男に会いに行って、お父さんは海外旅行をしたのですけれども、その帰りに空港でバタッと倒れて死んじゃった。54歳の社長さんで、大金持ちです。お母さんは泣く泣く、なんで54歳で死ぬの！ その弟さん51歳と妹さんがいました。なんとか葬式が終わったところに、突然東京から長距離電話がかかってきました。お父さんが亡くなったそうですね。そうですよ。実はお父さんの子どもさんが東京にいます。知らないよ。お父さん毎月東京に出張していました。なんか東京に行くと元気がいい。おかしいなと思っていたけれども、東京に行けて、ちょっと息抜きしてくるから良いんだろうと思ったら、なんと愛人がいて、9歳の子どもがいるということを言ってきたのです。そうすると、何億円という所得があったとしても、これが実の娘であれば、その人も相続権がある。先生、鑑定してください。鑑定料1億円と言ったら、そんなことを言わないで、真面目にやってくださいと言われて、調べることになりました。

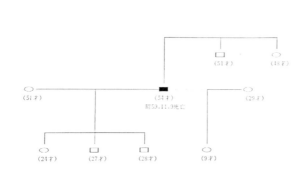

お互いの関係はこういう感じになります。東京へ毎月行って、この子どもさんの名前を付けたのは、このお父さんだったのです。小学校に上がる時にランドセル買ってくれたのもお父さん。ただの関係ではありません。

この当時は血液型を調べてみました。ここに書いてありますように、HLA 型のハプロタイプですけれども、調べてみました。子どもさん 3 人から、お父さんの型がわかりました。

共通してあるものは A24 という部位です。つまり、お父さんは A24 を持っている。ところが、子どもさんも A24 持っていたのです。しかし、A24 というのはポピュラーです。そうじゃなくて A24、その次のなんとかなんとかフニャフニャフニャ。これがひとまとめに動いているのです。それがきている。つまり否定されない。親子であるとは言わないけれども、親子である可能性が高い。先生、それ以上

なんとかしてといわれました。当時DNA型鑑定はまだありませんでした。昭和60年に教授になって東京に来て、来る前に死んでトラブルになっていたので、押田先生なんとか助けてと、弁護士が言ってきた。ここまで検査するのがやっとやっとでした。つまり、相続する権利はあるかもしれんね、というところで止まりました。(今ならDNA型鑑定ではっきりします)。

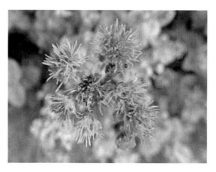

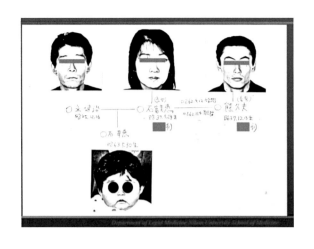

　そうしていたら、千葉県のほうからとんでもない別な事件が起こってきました。女性が右側の人と結婚したのです。しかし離婚しています。そして子どもがいます。相手の男の人はなんて言ってきたか。申立人、つまり男の人は、相手の母と婚姻しました。ところが、夫婦関係を求めても拒否され続けました。理由を聞いたら結婚前から好きな男がいて、私より相手の男のほうを愛しているとのことでした。そういう事情から、すぐ離婚の話をしてきましたけれども、結婚してすぐ離婚しては恥ずかしいので、半年間離婚届を出さずに一緒に住んでいました。一緒に住んでいても毎日ケンカばかりで、特に7月〜9月頃にはひどく、妻は毎晩のように相手の男のところに通いつめていました。そういう理由で、私は妻とは結婚してから離婚するまで、一切夫婦関係はありませんでした。妻は、申立人の子ではなく、別な人の子と認めています。誤字脱字がありましたけれども。申請書には涙が出てしまいます。千葉県の真面目な男ということです。これはやるしかない。検査してみました。

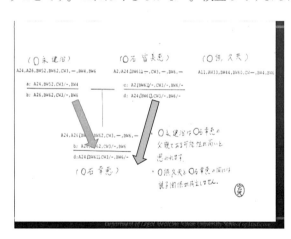

　これは一部のものですけれども、こうなりました。またA24がこっちへきています。結婚した男の因子にこれは絶対ありません。否定。こういうのを見て、仙台の東北大にいたときには、このような経験はしませんでした。東京に来たら親子鑑定の状況が大変なことになっている。かわいそうな男を助けなきゃいけないと思うようになりました。

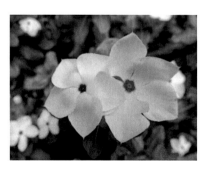

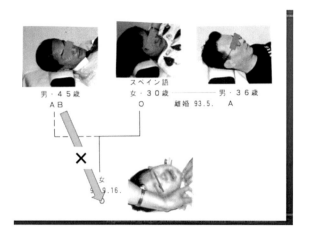

男・45歳
AB

スペイン語
女・30歳
O

男・36歳
離婚 93.5. A

×

女
9.16.

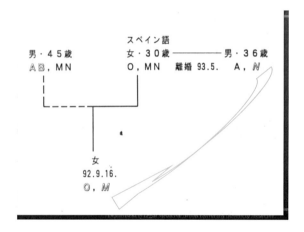

男・45歳
AB, MN

スペイン語
女・30歳
O, MN

男・36歳
離婚 93.5. A, N

女
92.9.16.
O, M

そうしたら、今度はもっと酷いことになりました。スペイン語をペラペラ話す女性の外国人です。この人がスペイン語を話しているのですけれども、スペイン人ではありません。スペイン語は世界で通用して、占領していたところがたくさんありました。そして、外国人が日本にいるためには、結婚しなければいけないというので、結婚届を出しました。そこへ赤ちゃんが生まれたのです。しかし、その相手の男の人に聞いたら、俺は何もしていないよという。

血液型を調べてみたら、スペイン語を話す女の人はO型。子どもはO型。男はA型。こっちの別の人はAB型。AB型とO型は親子でない。どうなるの。それだけではなくて、N型とM型。あとはもうそれ以上手を出したら殺されると思って手を引きました。やめさせていただきました。そのあとどうなったか知りません。とにかく親子鑑定は怖いです。

親子で血液型が合わない場合。どんな場合がありますか?

——浮気ですか?

そんなことを考えてはいけません!そんなことを最初から考えたら先入観になる。最初にまずやることは何か。

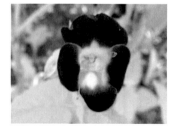

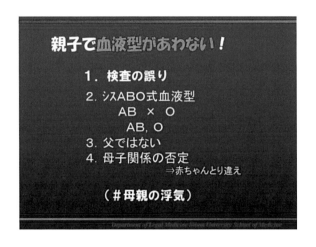

まず検査の誤りではないかと疑うことです。一般病院や大学病院で検査したことを信用してはいけません。信用できるのは、献血センターの結果だけです。これは基本です。まず検査の誤り、このチェックが基本です。

二つ目。シスＡＢ型。ＡＢ型とＯ型が結婚して、ＡＢとＯの子どもができる。これがシスＡＢ型と言うのですけれども、実は山口県と岐阜県の出身の人で、検査してあげて、証明書を書いてあげました。なぜかというと、その子どもさんもまた同じ遺伝子がゆくからです。そうすると、浮気をしたと旦那さんに責められますので、それは違うのです。シスＡＢ型の場合には、私は証明書を書いて、これをいつも持っているようにと言っていました。

もう一つは父でない場合。浮気をした場合かどうか。母子関係が否定される場合、これが大きな問題です。母子が否定されたら、これはお母さんが産んだ子ではない。赤ちゃん取り違えです。こんなことを考えながら、心の隅では母親の浮気を考えてゆく。最初から浮気を考えているような人は、先入観が強すぎる。

そうじゃなくて、ひょっとすると、母親の浮気があるかなということは、さっきの千葉の事件にしても何にしても、私は経験しまして知っておりましたので、それを考えながら、しかし一番目に考えるのは検査の誤り。検査が誤っていたら、大変なトラブルになっちゃうからです。大学病院の検査でも、私は信用しておりません。この母親の浮気の可能性は、常に頭の隅に入れて、それを頭の先に考えてはいけない。これが大切なところです。

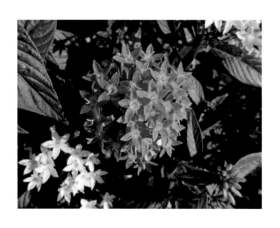

３．ＤＮＡ型鑑定の実際

（1）ＤＮＡ型鑑定元年

　ＤＮＡ型鑑定の実際のことをお話しいたします。前回お話ししましたように、1985 年 6 月 1 日、朝ご飯に何を食べたか覚えていますか。私はよく覚えています。この日は、仙台に 24 年間住んで、東京の日本大学医学部の法医学教授の辞令が出た日ですから、朝食は赤飯を実は作ってもらったのです。ですから、こういう特別な日の食事については覚えています。あるいは、人を殺した日の、決意する前のご飯とかは覚えている人が多いのです。

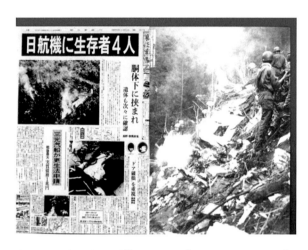

　この 2 ヶ月後に大きな音がしました。この前にお話ししましたように、ＪＡＬの飛行機事故です。なんと、4 人が助かったのですけれども、520 人の人が亡くなって、2000 以上のパーツになっていて、518 体の身元をなんとか専門家の皆さんの協力を得て、判明することができました。これは世界新記録です。しかし、足が 500 本あったのですけれども、300 本は男か女の足かもわからない。合同荼毘をしてしまったのが悔しくて、悔しくてしょうがなかったのです。

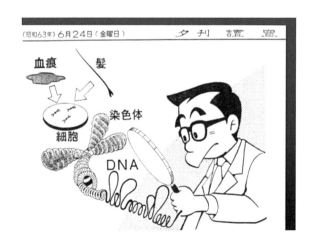

　なんとかならないのかと思っていたら、この年が実はＤＮＡ型鑑定の元年だった。つまり、血痕からＡＢＯ式血液型鑑定ができる。髪の毛 1 本を 3 つに縦割りすることによって、ＡＢＯ式の血液型がわかる。しかしその後に、ＤＮＡ型がわかるようになってきました。

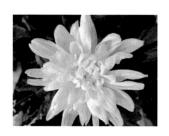

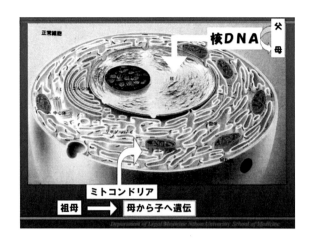

　皆さん方の細胞の核を見てみると、お父さん、お母さんから半分ずつもらっています。しかし、皆さん方が拭いて出てくる垢、どのくらい垢が出るか、この前の時間に言いましたよね。垢がどのくらい出るかわからなかったら、朝鮮半島に行けば良い。垢すりというのをやってくれます。物凄く出てきます。この垢は誰からもらったのか。90%はお母さんからもらっている。実は、細胞のほうは全部お母さん由来です。核のDNAはお父さん、お母さんから半分半分ですが、核は小さいのです。細胞の全体の中で見るとほんの一部です。つまり、垢の成分も主なものはほとんど母から子にきます。じゃあ、お母さんは誰からもらったの。お祖母ちゃんです。お祖母ちゃんは誰からもらったかっていうと、卑弥呼になるというけれども、そういう話はしてはいけません。見たこともない人の名前を言うな。そういうのは科学と言わない。こういうふうに言っています。

（2）DNA型の種類

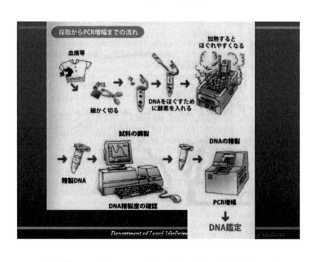

　微量のDNAを増巾させる。これはPCR法[16]、ポリメラーゼチェインリアクションですけれども、これを発見した人は凄いです。マリス博士は夜の夜中に、それまで仕事をしたりしていたのですけれども、運転している途中に、あっ！と気が付いた。そうだ！これを温かくしたり冷やしたりするとDNA型成分が増えるぞということに気が付いた。これで彼はノーベル賞をもらいます。つまり血痕を取ってきて、それを温めたり冷やしたりすることによって、そうすると倍に増える。1個が2個になり、2個が4個になりというと、麻雀って知っていますか。8個の次は

---

[16] PCR法：「ポリメラーゼ連鎖反応」（Polymerase Chain Reaction）の略、ウイルス等の遺伝子（DNA：デオキシリボ核酸）を増幅させて検出する技術

16、32、64、128、256！となってくる。10 回やると、何個になるの？　わかんないよね。麻雀ではそこまでゆかないのだけれども、1024 倍ぐらいになるのです。それを 30 回やったらどうなるの。数えられない。そういうことを考えた。このアイデアで彼はノーベル賞をもらった。今のノーベル賞は 1 億円です。法医学教室にＰＣＲ3 台はあります。一つの大学に 500 台ぐらいあります。世界中の大学で持っていますから、1 台売れるごとに彼のところにはガッポガッポ金が入って、今はノーベル賞？　1 億円？　ペッとか言って、それがＰＣＲマシンをつくった人で、すごいです。

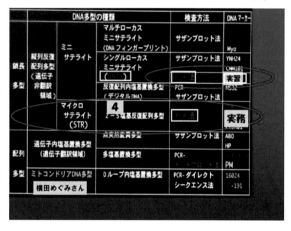

この結果、物凄いことになってきました。ミトコンドリアＤＮＡはいずれお話ししますけれども、横田めぐみ[17]さんの事件です。ところが、今問題になっているのは、このＰＣＲ法です。温度を上げたり下げたりすることによって、倍々に成分を増やしてゆく。

しかし、そんな簡単じゃありません。今実際に使っているＤＮＡ型というのは、左から鎖長多型の縦列反復配列多型のマイクロサテライト・ショートタンデムリピート・4 塩基反復配列多型のＰＣＲ法。ここまで言わなければだめなのです。ＤＮＡ型鑑定なんて簡単だと思ったら大間違いですよ。方法は山ほどあるのです。そういうことも知らないで、ＤＮＡがどうのこうのと言っているのを、ゴメンテーターというふうに言っています。

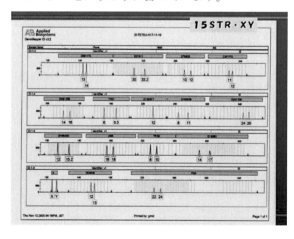

私は血液型の研究をしないと宣言して法医学教室に入ったのですけれども、ＪＡＬ御巣鷹山事故の300 本の足を区別できなかった。これはいかんと思って、そうしているときにＤＮＡ型鑑定が出てきたのです。けれども、すぐに飛びつく人は、問題を抱きます。ゆっくりじっくりやってゆくのを慎重な学者と言うのです。

---

[17]　横田めぐみ：政府認定の拉致被害者。1964 年〈昭和 39 年〉10 月 5 日生まれ、中学 1 年（13 歳）の時に、拉致された。

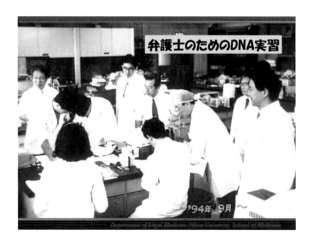

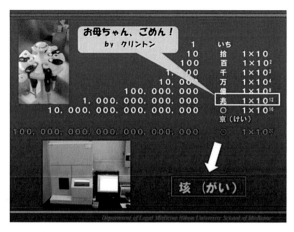

ちょうど鉄堅[18]先生という、物凄い優秀な人が中国から留学生で来てくれて、彼と一緒にどんどん検査法を進歩させてゆきました。それまで1週間かかっていた検査を、9時～17時の1日で検査が100％間違いなくできるように、検査方法を改良してゆきました。学生実習導入の翌年に弁護士のためのDNA型実習を世界で初めてやったのです。

さあ、1、10、100、千、万、億、兆、その上は？　これを京（ケイ）と言う。京（キョウ）と書いて京（ケイ）と読む。その上を今日は覚えてください。垓（ガイ）と言います。土へんですね。口へんにすると咳（セキ）になっちゃいます。土へんを垓（ガイ）と読む。どのくらい凄いか。10の20乗です。数えてみてください。0を数えたって凄いです。10の12乗を兆と言います。日本の予算は億からもうそろそろ兆、兆も足りなくて、京にいくようになってくる。

アメリカで「お母ちゃんごめん」と土下座した人がいます。クリントン大統領です。クリントンは何をやったか。ブルーのドレスを見て射精してしまった。ドレスに付いていた精液がクリントン大統領のものだということを、アメリカのFBIが検査して、10の12乗で大統領のものですと言った瞬間に、「母ちゃんごめん」と土下座をしたのがクリントン大統領です。アメリカの大統領でさえ、10の12乗でごめんなさいと言っているのに、10の20乗で今検査しているのです。

沖縄に呼ばれました。アメリカの米軍の人が日本人をレイプしたのです。俺はやっていないといっているのですが、10の20乗分の1でおまえの精液が出ている。大統領でさえ10の12乗で母ちゃんごめんと土下座したのに、おまえはすいませんと警察の前で土下座しないのか！と裁判で証言してきました。もちろん有罪になりました。

---

[18] 鉄　堅：血液・DNA型研究者。中国医科大学卒（1983年）。日大医学部留学、講師。

(3) 民間のＤＮＡ型鑑定

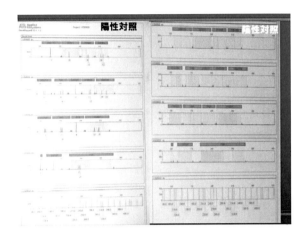

　ＤＮＡ型鑑定の時に気を付けなければいけないのは、ただ検査するのではなくて、陽性対照の型がわかっている例が確実に出るということを調べる。それから陰性対照で型が絶対に出てこないというものも調べる。この両方を調べていない人を、ゴメンテーターと言う。

　鑑定科学技術センターという、科学技術庁の外郭の団体だったが、今では一般独立法人です。そこへ毎週木曜日に顧問として行っています。毒物のほうは日本医大の大野先生が指導していまして、あと１人千葉大の岩瀬教授も指導しています。ＤＮＡ型検査もだんだん弁護士の見学だけでなくて、弁護士が実施をできるように実習もしてきました。そういうようなことを進歩・普及させてきました。

　そうしているところで、気を付けなければいけないところがいくつかあります。民間の会社でＤＮＡ型鑑定をしていて、安くてすぐに答えが出ますよということを宣伝しています。そのまま信用して良いのでしょうか？

44

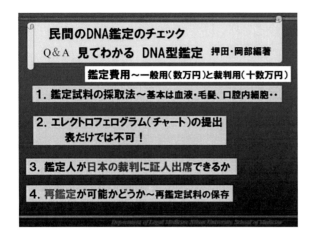

民間のDNA型鑑定もチェックする項目を、「見てわかるDNA型鑑定」に書きました。これは非常に大切なものです。鑑定費用が安いとか言っていますが、安くて当たり前です。以前にはアメリカに試料を送っていたのですけれども、今ではフィリピンに送っていますから、めちゃめちゃ安いです。しかし一番目、鑑定試料の採取法をチェック。基本は血液や毛髪、口腔内細胞なんかですが、必ずそれをみんなの見ている前で採った写真があるかどうか。二番目、エレクトロフェログラム[19]、チャートとも言いますけれども、これが提出されているかどうか。表だけではいけません。必ずエレクトロフェログラムが出てこなければいけない。これがないのです。三番目、鑑定人が日本の裁判に証人出席できるかどうか。外国人は絶対日本に来ません。拒否します。四番目、再鑑定が可能かどうか。再鑑定試料が保存されているかどうか。この2、3、4がない。だからインチキなのです。調べるときには、この3つを言って、この3つが保障されない限り、その民間の会社はウソつきです。民間の会社はどのくらいウソついているか。

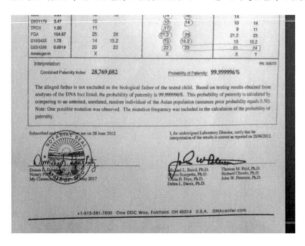

一例だけお見せします。20ぐらいのDNA型の検査をしているのですけれども、なんて書いてあるか。父子である確率は、99.99999％。100％とは言わない。9が6個以上並べば、もうしょうもないよねと普通の場合には判断する。ちょっと待てよ。上の四角で囲んだところを見てよ。真ん中が子どもです。左がお母さんです。お母さんの22がきています。じゃあ、23はお父さんからこなきゃいけないのに、右側はお父さん、22と24があるけれども、23はありません。なにやってんだよ、ペターソンというのはどこの人だ。アメリカです。ペターソンの書いたものを見せろ、といって見たら明らかに矛盾しています。なんで99.99999％なんだよ。Note、英語が書いてあります。英語を読める人、読んでみてください。突然変異の説明と書いてある。英文にはそのことがNote、注意と書いてある。

---

[19] エレクトロフェログラム：キャピラリー電気泳動法の最後に印刷される。チャートともいう。

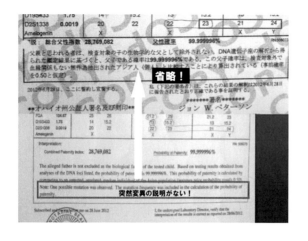

それが全部省略されている。これをインチキと言います。英語のほうでは、一つだけ食い違っていますけれども、突然変異の可能性もありますよということを書いてある。それが日本語訳にはない。これはだめです。ですから、もし関係者が生きていればもう一回採取して検査すれば良いです。ところが、死んじゃった場合の親子鑑定。これが今現在、大きな財産を残したときの、ご遺体が火葬されたあとから出てくる親子鑑定の問題なのです。まず、息子と父子の関係、どうしたら良いか。犯罪事件については、警察が関与します。しかし警察は、家庭内の事件には関与しない。つまり、家庭内の相続には一切関与しないということで、実は一番大問題になっている。この相続の問題に警察は関与しないのです。ということで、民間の鑑定会社に行くと、裏でお金が動いていないかということになります。さあ、鑑定人尋問に来てくれますか。再鑑定が保証されますかと聞けば良い。

（4）故人の親子鑑定

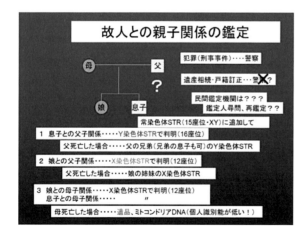

そういうなかで、お父さんが死んじゃった場合に息子さんがどうするか。その場合には、父の兄弟、兄弟の息子も可なのですけれども、Y染色体が男の人は全部同じです。一族全部同じです。違っていればその人は愛人の子になります。

娘と父子の関係。この場合にはYがないですから、娘の姉妹でも良いですけれども、X染色体を調べてみる。XとYがどうなっているか。娘と母子の関係。赤ちゃん取り違えが疑われた場合にはどうするか。母が死んじゃっている場合にどうするか。遺品あるいはミトコンドリアDNAで個人識別能力は低いですけれども大丈夫です。

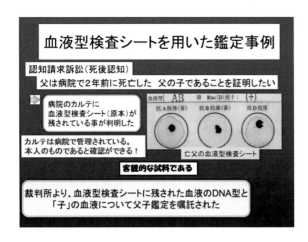

血液型検査シートを用いた鑑定事例

認知請求訴訟（死後認知）
父は病院で2年前に死亡した 父の子であることを証明したい

病院のカルテに
血液型検査シート（原本）が
残されている事が判明した

カルテは病院で管理されている。
本人のものであると確認ができる！

客観的な試料である

裁判所より、血液型検査シートに残された血液のDNA型と
「子」の血液について父子鑑定を嘱託された

亡父の血液型検査シート

さんのDNA型がわかる。これで鑑定ができます。

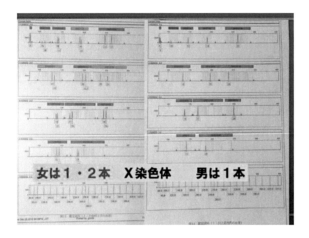

女は1・2本　X染色体　男は1本

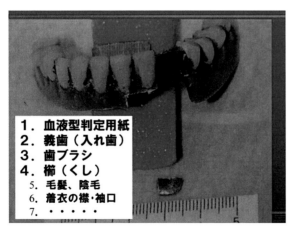

1. 血液型判定用紙
2. 義歯（入れ歯）
3. 歯ブラシ
4. 櫛（くし）
5. 毛髪、陰毛
6. 着衣の襟・袖口
7. ・・・・

　私どもが実際にＤＮＡ型鑑定を施行したケースがあります。血液型検査シートを用いた事例です。父は病院で2年前に死亡したが、父の子であることを証明したい。しかし、お父さんは2年前に死んで火葬しちゃった。病院で手術していると言うので、病院に血液型検査シートが残っていた。これは客観性が高いです。病院は遺産相続と関係ないですから。そこで、一部切り取って、そしてお父

　あるいは、お父さんの入れ歯があれば、入れ歯を病院で治療したという証拠がある。そしてなおかつ入れ歯の一部を取って、ＤＮＡ型を検査する。血液型判定用紙、あるいは入れ歯、あるいはお父さんしか使用していない歯ブラシがわかれば良いです。あるいは櫛で、お父さんしか使っていない櫛が出てきて毛髪が確認できれば大丈夫です。あるいは、場合によったら家庭内を調べて、毛髪や陰毛が落ちていて、お父さんの陰毛だとわかれば検査する。あるいは、場合によると、着衣でお父さんしか着ていない襟とか袖口からＤＮＡが検出される場合もあります。複数以上否定している場合には、100％否定です。こういうふうになるわけです。そんなふうにして、女性の場合はXX、男性の場合にはXとY。こういう特徴で検査をしてゆきます。

（5）赤ちゃんの取り違え

表5　出生数及び施設分娩百分率の推移		
	出　生　数	病院・診療所・助産所分娩
昭22	267,8792	2.4%
25	233,7507	4.6%
30	173,0692	17.6%
35	160,6041	50.1%
40	182,3697	84.0%
45	193,2849	96.1%

108万人！

人はウソをつく動物でありますけれども、モノはウソをつけない。だからモノで証明してゆく。これが非常に大切です。

そのモノというのはなんだろうかということで、今日は赤ちゃん取り違えの話をしてゆきます。

昭和20年頃には、病院とか施設でお産している人は、2%ぐらいでした。昭和35年頃から50%を超えて、45年には96%。昭和40年頃から病院でお産する人が増えたのです。何が起こるか。そのときに起こってくるのが赤ちゃん取り違え事件。出生数も193万人、物凄い数でした。今では100万人です。

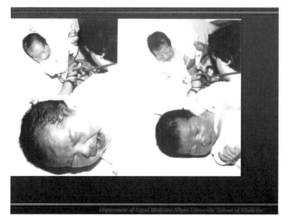

さあ、そこでこの赤ちゃんが同時期に生まれた。同じ時期に生まれたとなると、どうもこの子、うちの子じゃないんじゃないかということになった。先生来てくださいと千葉県の病院に呼ばれました。ちょうどお産をした日が休日だったのです。お産をしたあとに、裸にして赤ちゃんを洗ったりするのにお湯に入れるのです。その日お祭りで外来がないということで、2人同時に裸にしてしまいました。これはだめなのです。産湯で赤ちゃんを裸にするときには、1人しかやってはいけないという大原則だったのに、その日は暇だったから2人同時にやってしまった。これは危ない状況です。

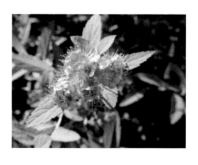

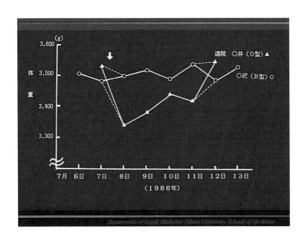

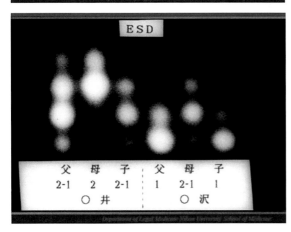

型	○井(父)	○井(母)	○井(子)	○沢(父)	○沢(母)	○沢(子)
赤血球型 ABO	O	O	O	B	B	B
MNSs	Ms	Ms	Ms	MNs	Ms	MNs
Rh-Hr	CcDEe	CcDee	CcDee	CCDee	CcDEe	CcDEe
Kidd	a+b+	a+b+	a+b+	a+b+	a+b+	a+b+
Duffy		a+b-	a+b-		a+b+	a+b+
血清型 GC	1S	1S	2-1S	2-1S	1F-1S	2-1S
HP	1	2-1	2-1	2	1	2-1
αHS	1	1	1		2-1	1
PI	M3-2	M2-1	M2-1	M1	M2-1	M1
TF	C2-1	C1	C1	C1	C1	C1
赤血球酵素型 ESD	2-1	2	2-1	1	2-1	1
PGM1	2A2B	1A	1A2B	2A2B	1B2A	2A2B
ACP	B	B	B	B	B	B

元に戻した状態でオーケー！！

ESD

父	母	子		父	母	子
2-1	2	2-1		1	2-1	1
	○井				○沢	

　このような場合には、まず赤ちゃんの体重曲線を作ります。何十何gまで正確に測っています。そうしますと、左側の赤ちゃんと二人目の赤ちゃんがXで、7日に交わっています。この日に赤ちゃん取り違えが起こった可能性がある。そして、11日と12日の間のところでまた交差しています。この日に元に戻している可能性がある。こういうことがわかるわけです。話を聞いているだけじゃだめなのです。やっぱり客観性のあるモノで、真相を考えてゆく。

　そして、この当時ですからABO式血液型以外に、血清型とか赤血球酵素型で判定しましたけれども、これで結論が出ました。なんと元に戻した状態でオーケーでした。なぜわかるかというと、これは型を見るとわかるのですが、この下から二番目のPGMIのところを見ます。○井さんのほうの子どもさん、1A2Bというのは、このお父さんとお母さんの子どもでなければ、1A2Bが出ないのです。これがもし相手方のほうにいったら、1A2Bという型は出ないのです。だから、この戻した状態で良いのですよということを、さっきの体重曲線が交差したデータとあわせてわかったわけです。赤ちゃんは二人共女の子ですけれども、色が白かった。産湯を使わせてもらったあとで返されたら、赤ちゃんの顔が黄色になっていた。黄疸が出ていた。これはおかしいよねと言って、お父さんが両方とも実は警察官だったのですけれども、それで大ゲンカになってくるわけです。自分達の子どもを返せとか、なに言っているんだと。うちの子は色白の美人な

のだ。ちょっと待ちなさい。生まれて時間が経つと、新生児黄疸が起こってくるのです。今黄色い人は、将来は色白美人になるのですよと私が説明したら、それで納得したのですけれども、それで元に戻した状態で良いというふうになって、鑑定書を発行した。あちこちで赤ちゃん取り違えは実は起こっています。

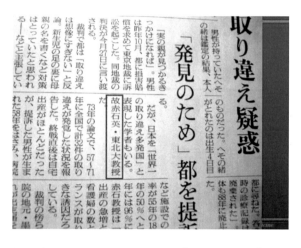

13年ぶりというのがあります。赤ちゃん取り違え事件をたくさん赤石先生と関与しましたので、見ておりますけれども、検査して全部元どおりに戻しています。

46歳の春、自分はお父さん、お母さんが違うと言って、今揉めているケースもあります。その記事の中に、日本を世界一の赤ちゃん取り違え多発国と表現した学者がいる。赤石英東北大教授だと新聞に書かれて驚きましたけれども、確かにそのとおりでした。赤ちゃん取り違えについて、論文を書いている人は、赤石先生が有名人では唯一なのです。32件の取り違えについて詳細に分析していました。

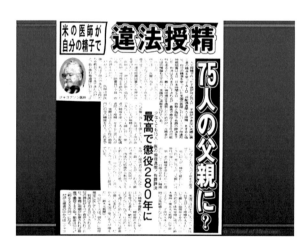

世界には、酷い医師がいます。75人の父親になっていた？ アメリカの医師が体外受精をするときに、自分の精子を全部提供してしまった。こんな悪徳な人がいるということです。それを前提に考えてゆく必要があります。75人の父親は自分です。何を考えているんだ、こいつは！ということになります。

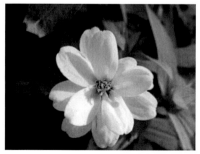

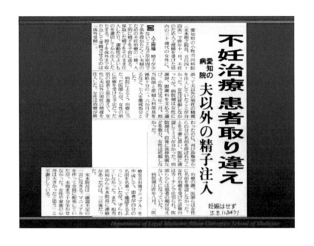

　不妊治療のときに患者を取り違えて、夫以外の精子を注入するということも、実際に日本の病院で起こっています。別の夫の精液を入れちゃった。こういうことは許されません。

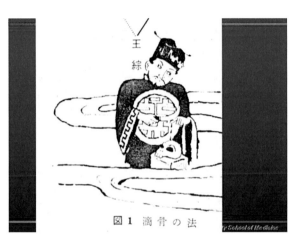

図1　滴骨の法

　昔のこれは中国の歴史です。自分は有名な帝王の子どもなのだろうか。それとも別のところの子どもなのだろうか。あるいは、愛人の子なのだろうかというふうに悩んだ。そのときにどういうふうにして親子鑑定をしていたか。
　お父さんの土葬されたお骨を拾ってきて、そしてそこへ自分の手を切って血を流して、血を点々と落してゆきます。頭蓋骨に染み込んだら自分のお父さんと関係が証明される。もし染み込まなかったら、実のお父さんではない。これが中国で言う親子鑑定の昔の姿でした。こんなことになっていました。

　今日は時間になってしまいましたので、また来週具体的なＤＮＡ型鑑定のトラブルについては、話してゆきたいというふうに思っております。中国から私のところに留学して来てくれた鉄先生は、中国で旧満州医科大学にいたときには、日本語で血液型の研究をして、世界一勉強した人です。二回目に留学してきたときに、一回目にはあとかたもなかったＤＮＡ型鑑定を研究していたので、彼はビックリして、研究させてくださいと言って来ました。今、世界の中でＤＮＡ型鑑定と従来の血液型鑑定と両方を理解している人は、日本では鉄先生１人しかおりません。だからＤＮＡ型鑑定の大家と言われている人たちは、ほとんど血液型鑑定については、理解ができていないのです。
　これが現状であります。それでは今日はこのくらいにしておきます。

最終講義を聴かれて・・・

　最終講義には常時数人のメンバーが会場で聴いてくれていました。

　一番多く聴講したのは伏見裕江さんで、その次には神楽坂法医学研究所顧問の松田　亨氏と私の家内でした。家内は東北大学医学部の同級生で、私が学生会委員長に選ばれた時の書記長でした。医学部卒業後最後のインターンを東京の私立医大で経験し、その後東北大学では初の整形外科医になりました（東北大の二人目の女性整形外科医になったのは娘の家庭教師をしていた方で、20年後でした）。入局直前に結婚し、30歳では3人の子供（男女男）に恵まれました。

　私が日本大学法医学の教授になった昭和60年の翌年に、縁があって東京逓信病院に移籍して、その後30年にわたる整形外科専門医をつとめました。世界で初の関節鏡を開発した東京逓信病院の先輩に恵まれ、その後有名なプロレスラーや女子プロレスラー、相撲関係者、有名女優、そして地元の神楽坂のおじいさんやおばあさんの膝関節鏡手術に関与しました。また、日大解剖学の先生方の協力により、千件に及ぶ多数の膝関節の解剖所見により、国際学会でも高い評価を得ました（通常数十件が常識でした）。

　私は医学部以外に法学部でもロースクールでも講義を依頼されていましたが、その講義を妻は聴講することはありませんでした。たまたま整形外科学会関係の私の特別講演を聴くことがあったくらいでした。

　今回の最終講義の時には非常勤医でしたので、数回最終講義を聴きにきていました。特に印象に残ったのは第8回目の「中毒」の講義でした。予想以上の中毒の実態にビックリし、日常生活をする上での参考になり、事故に気をつけようと思ったと、講義終了後の懇親会で言われました。一般学生の評価と類似しており、講義を聴いて初めて気づいてくれることがあることを実感しました。

押田　茂實

第十・講義

ＤＮＡ型鑑定と再審事件

1．ＤＮＡ型鑑定の現状と問題点

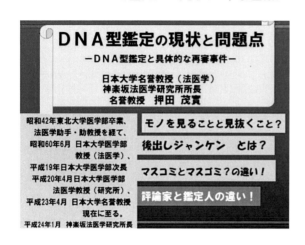

それでは、今日はＤＮＡ型鑑定の現状と問題点、特にＤＮＡ型鑑定と具体的な再審事件について話をしてゆきます。最初にＤＮＡ型鑑定の歴史について簡単に話します。目が見えるかどうかというのは眼科の分野ですけれども、モノを見抜けるかどうか。そのためには、本を読んだ知識だけではなくて訓練や教育が必要で、法医学そのものあるいは警察の仕事も、この真相を見抜けるかどうか、これがテーマになっています。

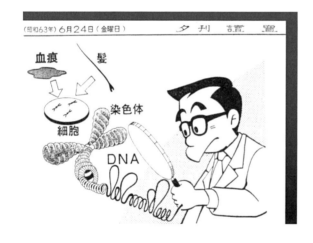

科学はどんどん進歩しまして、以前は血痕からＡＢＯ式の血液型を検査したり、あるいは髪の毛からＡＢＯ式の血液型を検査していましたけれども、その後ＤＮＡ型が非常に注目されるようになりました。この歴史を簡単に振り返ってみますと、昭和60年、1985年6月1日、一つ大きな変化がありました。日本大学の教授になった日ですから、朝食は赤飯だったわけです。その2ヶ月後、8月12日に大きな音がしました。なんとＪＡＬの墜落事故が起こりまして、その直後に日本法医学会の理事長から、「おまえが行って指導しろ」と、こういうことになってきました。

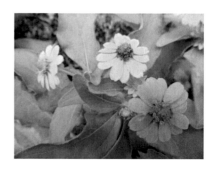

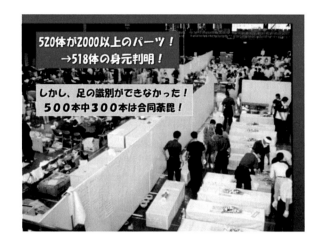

以前に話しましたように（第Ⅱ巻第七講義参照）、非常に大変な事故だったのですけれども、520体のご遺体が2000以上のパーツにバラバラになっていました。専門家の皆さんのご協力によりまして、518体の身元が判明するという世界新記録になったわけです。しかしその背景で、非常に困った問題が残りました。最終的に足の鑑別ができなかった。500本中300本は、結局御遺族にお渡しできないということになりまして、合同茶毘になった。これが悔しくて、悔しくて仕方がありませんでした。私は法医学教室に入局したときに、血液型に関する研究はしない。あれは科学じゃないということを言ったのですけれども、そんなことを言っている場合ではないということに気が付きました。

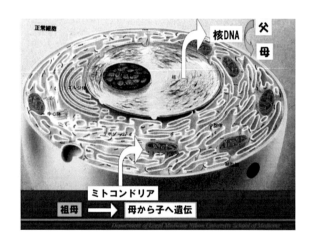

この1985年、昭和60年がDNA型鑑定の実は元年だったわけです。皆さん方の身体を構成している細胞ですけれども、中心に核があります。核のDNAというのは、実はお父さん、お母さんから半分ずつ遺伝で引き継いでおります。

それに対して皆さん方の身体を擦ると垢が出てきますけれども、この垢はほとんど細胞質です。これはお母さんから子どもに遺伝します。ということは、お母さんは誰からもらったかと言うと、お母さんはお祖母さんからもらう。じゃあ、お祖母さんは誰からもらうかと言うと、その前にトトトトといくと、卑弥呼になってゆくじゃないかと言うのですけれども、見たこともないようなものを言ってはいけないというのが、科学的実証主義の原則です。

そういうふうにして母から子どもに遺伝しているのが細胞質です。父と母の遺伝子が半分ずつきているのが核DNA。こういうことが判ってきました。

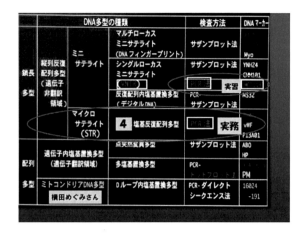

ミトコンドリアDNAというのがあるのですけれども、これは母から子に遺伝することで、お母さんから子にくる、孫にくるということで、これは時間がありましたらお話ししますけれども、横田めぐみさん事件で非常に大きな役割を果たします（第十六講義参照）。

普段DNA型鑑定と言っているのは、上部の検査でありまして、最初に実習に取り入れたのがこれです。それに対して現在第一線の警察で使われているのが真ん中の検査でありまして、DNA型の検査と言っても実は 200 種類ぐらい検査法があります。この検査法というと、左側から「鎖長多型、縦列反復配列多型で、マイクロサテライトの４塩基反復配列多型で、ＰＣＲ法」と言わないとたどり着けない。こういうことになるのです。だから、一般の人たちはDNA型鑑定と言うと、簡単にわかるかと思いますけれどもそうではなくて、上のほうですと、今度は縦列反復配列多型までは一緒ですけれども、ミニサテライト、そしてシングルローカスミニサテライトでありまして、ＰＣＲ法になってくる。ですから一つ方法が違うだけで、根本的な問題が出てくると、こういうふうになってくるわけです。

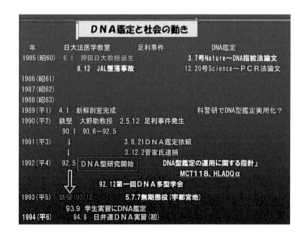

今使われているDNA型検査ですけれども、これが実用化されてくるのは、実は色々な現実的な事件と関係してきます。それをまとめたのがこの表であります。一番上の欄の 1985 年 8 月 12 日に JAL の墜落事故が起りました。実はその右側を見ると、3 月 7 日号の「Nature」にDNA指紋法という世界で初めてのDNA型鑑定の論文が掲載された年です。そして 12 月 20 日号の「Science」という有名な国際誌に、ＰＣＲ法の論文が掲載されました。つまりこの 1985 年がDNA型鑑定の元年だった。その時に、私は仙台から日本大学の教授になってきたのです。

最初に新しい方法論に飛びつく人には、これはちょっと気を付けないといけません。なぜかと言うと、新しい技術というのは、どこに危険性があるかわからない。そういう点で、私はどちらかと言うと、血液型鑑定の仕事はしないと言いましたけれども、たくさんの足

を鑑別できなかったことが悔しくて、なんとかこれを解決できる方法はないだろうかということで考えているときに、このＤＮＡ型鑑定が日の目を見てきたわけです。しかし、すぐには取り組みませんでした。

　そしてそのあと 1989 年 4 月 1 日、これはなんと新しい解剖室が日大法医学教室で完成した日になります。5 年間かかりました。そこへちょうど中国から鉄先生、そして、日本医大の教授になる大野先生が琉球大学から助教授になって赴任してきました。その時に栃木県で起こっていたのが、今日お話しする足利事件[20]であります。しかし、私は埼玉県の生まれ故郷の悪を許さないというので、司法解剖をやっていますけれども、隣の県で何が起ころうと、それは別な世界の話です。これが警察の考えです。ですから、隣の県で何か起こっているねという程度の興味しかなかったのです。そのあと鉄先生も一時中国に帰って、また日本に戻ってきたときに、二度目に日本大学に来たときに、彼はぶったまげました。元々彼は血液型の研究をしていた人ですけれども、二度目に中国から来日したときに、ＤＮＡ型の実験をやっているということで、ビックリ仰天したわけです。世界で古い血液型のことがわかって、なおかつ最先端のＤＮＡ型鑑定のことがわかる人は、この鉄先生しか実はいないのです。そういうことになりました。

　ちょうどその時に足利事件の犯人とされた菅家さんが逮捕されています。さあ、そのへんからだんだん現実的になってきまして、第一回のＤＮＡ型の学会が開かれるようになったのは、1992 年 12 月でした。この頃には、私も少しずつＤＮＡ型鑑定について、それまで 1 週間かかっていた検査法を鉄先生と協力しまして、これはなんとかしなければいけないということで頑張って、1 週間かかったものを 1 日で検査できるように改善してきました。そして、一審判決が無期懲役と出たのですけれども、その頃に私は何やっていたかと言うと、学生実習に 1 週間では検査実習に取り組めないですけれども、朝やればなんとか夕方に結論が出るということだったら、これは学生実習に取り入れようというので、実は世界で初めてＤＮＡ型鑑定を学生実習に取り込むようにしていた。しかし、無期懲役になったと言っても、それは隣の県ですから、私とは直接関係がなかったのです。私はすぐにＤＮＡ型鑑定の研究を始めたのではなくて、論文は読み始めましたけれども、実際に研究を開始したのは 1992 年でした。

---

[20] 足利事件：1990 年（平成 2 年）5 月 12 日に 4 歳女児が行方不明、翌日渡良瀬川で死体発見。翌年幼稚園運転手が逮捕、無期懲役確定。2009 年（平成 21 年）5 月 DNA 型再鑑定で釈放　再審無罪確定まで 18 年。

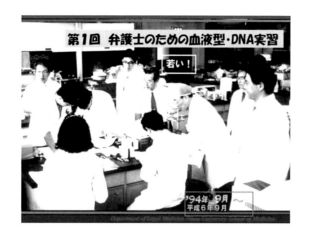

学生実習で非常に好評だったので、その翌年にはすぐに、日本弁護士連合会のDNA型の実習をこれも世界で初めて行うようになりました。これがその時の写真ですけれども、私の髪の毛を見ていただきますとわかりますように、真っ黒ですけれども、まだこれは50代の初めだったわけです。1994年、平成6年。そういう時代でした。

2．DNA型鑑定と再審裁判

（1）足利事件

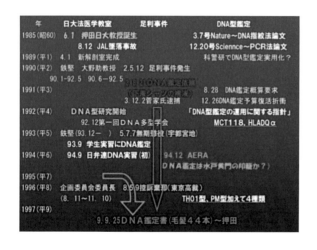

さあ、足利事件についてもう一度見てゆきますと、私が研究を始めて、学生実習に取り入れて、日弁連で弁護士たちにDNAの実習を始めているのを見て、「AERA」という雑誌が取材に来ました。「先生、DNA型鑑定は水戸黄門の印籠ですか?」、これを見ろと言ったらもうそこで真犯人が決まるというものですかと言うので、もう少し勉強しなさいということで実習を見せたら、これは水戸黄門の印籠ではないという。それまではDNA型鑑定は素晴らしい、DNA型鑑定で犯人がわかるとマスコミが書いていたときに、私どものところへ取材に来て、そこに気が付いたわけです。これは珍しいです。社会は全部「DNA型鑑定は素晴らしい」という方向に向いているときに、唯一「水戸黄門の印籠か?」と言い出したわけです。

さあ、そのあと平成8年になって、この足利事件は控訴棄却、つまり無期懲役ということになってきたのですけれども、その頃になって、「なんとか先生、DNA型鑑定に協力してもらえませんか?」と言ってきました。なぜか。最初の日本弁護士連合会の実習を経験した人が、そのあとに簡単な経験談を含めた論文を書いたわけです。その論文を見た人が、この足利事件の後援者ですけれども、その人が弁護士を訪ねて行って、DNA型鑑定というのは本当なのですか、大丈夫ですかということを聞きに行った。それがきっかけで実は

私のところにDNA型鑑定をやってくださいと弁護士が言ってきたわけです。しかし、実際にはそう簡単ではありません。一審判決が出て、控訴審判決で無期懲役になっているわけです。「それなのになんで検査するのですか？」と言ったら弁護士さんが、「これなんとか検査してください」と言う。ちょっと待てよ。「もし検査して、弁護士が依頼してきて犯人だとわかったら、おまえそれで弁護士資格がなくなる可能性があるよ。有罪か無罪かで、真っ黒だということを、おまえの依頼した検査で結論が出たら、弁護士資格を失うことになるけれども、それでもやるのかね？」と聞いたら、「そのときはそのときで考えますのでやってください」と言いました。普通の常識のある弁護士さんではなかったのです。

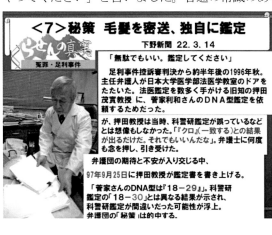

そういうなかで、じゃあちょっと待てと、犯人の型というのは、どういう根拠でなっているのだということで、基本的資料を見せなさいと言って見たら、犯人は 18-30 型だとしていたのです。そこでどうするか。私は自分で血液を採るか、髪の毛を引っこ抜いたものしか検査しません。間に人が入ったものは検査しません。これが科学的実証主義の基本なのです。ところが、拘置所に入っているものですから、直接採血することができない。そこで考えました。なんとか自分で、本人が髪の毛を引き抜き、そして封筒に入れてなんの手紙も書かないで、髪の毛をビニール袋に入れたまま、送れといった。手紙を書くと全部チェックされます。先生よろしくとか余計なこと書くな。そのまま封をして、弁護士事務所にきた封筒を、事情がわからない事務員がハサミで切ってしまったのです。切ってしまったらもう、誰かが偽造したと言われるからだめだ。もう一度やってくれ、思い切り引き抜けと言ったら、なんと四十何本送ってきたのです。思い切り引き抜けと言われて、あんなに痛かったことは生まれて初めてだというぐらい、本人は本気になって引き抜いて、実は送ってきてもらえた。それを検査しました。

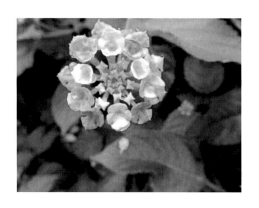

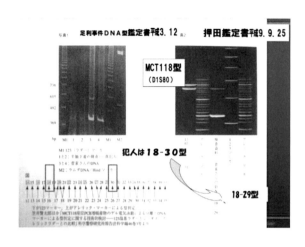

犯人の型は高裁判決でも 18-30 型としている。ところが、私どもが検査してみたら 18-29 型。1 個違ったら赤の他人。ちょっと待てよ。左の下のほうを見ると、実は 16-26 型というのが昔の表示ですけれども、これが、16 が 18、26 は 30 だというふうに変わってくるのですけれども、この元の左側のチャートを見たときに、これは間違っている可能性があるなと思いました。なぜか。16 塩基と言うと、例えば 16cm 毎に線が入ってくるわけです。右側の一番目の列にあるのですけれども、この 1 本 1 本が 16cm 毎に離れている。そうしたら、これ何個あるかなと測るときに、何 cm の目盛りがあれば良いとお思いでしょうか？　16cm で一つの目盛りです。

——最低 16cm。

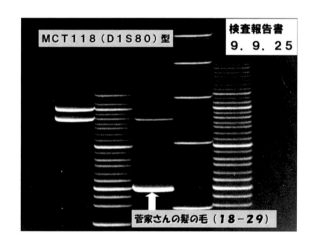

最低 16cm だよね。できれば、16 の半分の 8cm が付いていれば確実です。ところが、右から二列目見てください。これが、警察が測っていた物差しです。123cm ある。一つの目盛りが 123 なのです。次は 268、これはだめだ。少なくとも、16cm のものを正確に測れていないということが判った。そのときに中国から来た鉄先生のどこが凄いかと言ったら、普通は検査をするときに、物差しと資料の間は離すのです。それをくっ付けろと言うのです。同じものは手を結ぶから。その線がありますけれども、その隣と実は手を結んでいるのです。これは非常に大事です。下は 18 で、19、20、21 と数えていくと、29 です。その上の線が 30 です。123cm の目盛りで測っていたら、16cm の 1 つ違うかどうかなんてわかるわけがないのです、ということに気が付いた。だから新たに検査したのです。そうしたら、左側の警察のものですと、これ本当にどこに線があるのかよくわからない。ということになって、これは、確実に 18 は一緒だけれども、29 は 30 ではないぞということがわかる。鑑定をしたときに、四十何本送られてきた中の 1 本をまずやってみた。こちらの方、1 本でいいですか？　だって私が毛取ってないのだから、本

人が引き抜いていると言っているのだけれども、一応本人がそう言っている。ビニール袋に入って、セロテープで巻いてあって開封していない。残りまだ40本あります。何本やりますか？

——3本ぐらいですか？

　正解。私も3本やりました。1本だけでは命をかけられない。だって裁判所が無期懲役と言っているのです。追加で3本やりました。その3本とも18-29型でした。あとはやらないで、全部残して保存しておくのです。そして、再鑑定だと言ったときにやってもらえば良い。ただ、毛は全部バラバラですから、1本につながっているわけじゃない。私が毛を抜けば全部同じ人の毛だとわかるのですけれども、引き抜いたのは、本人ということになっているから。4本だけやって、残りは全部封をして保存しました。これが鑑定人の基本です。

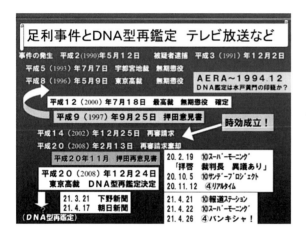

　平成9年9月に押田意見書を出しました。18-30型が犯人だと判決しているけれども、本人が引き抜いた毛髪、少なくとも4本調べてみたら、18-29型ですよと意見書を出したら、ふん！と言って最高裁は無期懲役にしてしまった。押田鑑定のおの字もどこにも書いていない。こういうことになってきました。こんなことは許すわけにゆかないというので再審請求を始めましたら、京都大学を出た裁判官がいるのですけれども、延々と裁判が伸びて、その当時殺人事件は15年で時効になっており、時効が成立してしまいました。それでもまだ判決を出さないで、ヌルヌルゆるゆるやっていたわけです。そして平成20年2月13日に再審請求棄却。押田鑑定は信用できない。という判決が出た瞬間に何が起こったか。

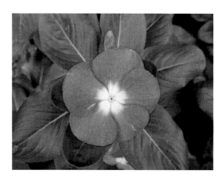

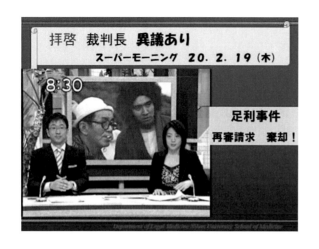

その週になんとテレビ朝日が、「拝啓 裁判長 意義あり」という番組をつくったのです。私も色々な番組で関係してテレビにも出ていましたけれども、この題名にはちょっとビックリしました。普通は裁判官が言ったとおりの判決を報道するのがテレビですけれども、「拝啓、裁判長、異議あり」。押田鑑定をいい加減にして良いのですかということをメインに放送してくれたのです。これにはほかのマスコミの人たちもぶったまげました。これが出たあとには次々と色々なところが特集を組むようになってきまして、押田意見書が違うと言っているのにそんなことで良いのですかというふうになって、色々な新聞が特集を出してくれました。最終的には、DNA型の再鑑定になってゆくわけです。

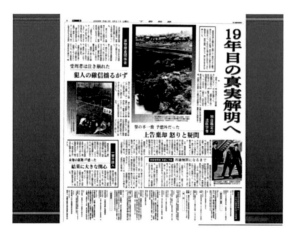

特に地元の下野新聞[21]（シモツケシンブン）ですが、栃木県の事件なのに、地元の新聞が2面にわたって「深まる科学への疑念」、「19年目の真実解明へ」として特集した。「取材は良いけれども、そんな記事を出したら地元の警察から恨まれて、おまえら取材できなくなるぞ」と言ったら、「いや、先生。私は警察側の面積を半分、押田先生たちが言っていることを面積半分。同じ面積にして報道しますから、大丈夫です」と言って、上半分が警察、下半分のエレクトロフェログラムもそうなっていました。そして、一番下のところに一覧表を出しているのですけれども、この表が凄いです。2面にわたって特集記事をつくっているのですけれども、誤字脱字が一つもない。もうビックリしました。早稲田大学を出た5年目ぐらいの若い記者さんが中心になってやったのですけれども、「こんな記事見たことないよね！」といったら、「局長には怒られ、社長には『おまえこんなことやって、地元で取材ができると思っているのか！』といって怒られて、褒められたのは押田先生だけです」と言うのです。実際には新聞記者

---

[21] 下野新聞：栃木県の地方新聞。1878年（明治11年）創刊。毎日新聞と資本・協力関係にあるという。

賞をもらうようになるのですけれども、私もビックリしました。

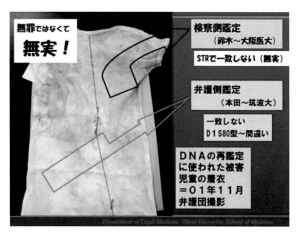

無罪ではなくて 無実！

検察側鑑定
（鈴木〜大阪医大）
STRで一致しない（無実）

弁護側鑑定
（本田〜筑波大）
一致しない
D1S80型〜間違い

DNAの再鑑定
に使われた被害
児童の着衣
＝01年11月
弁護団撮影

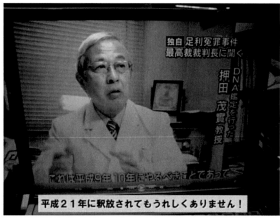

独自足利冤罪事件
最高裁裁判長に聞く

押田茂實教授

平成21年に釈放されてもうれしくありません！

釈放されました。逮捕から17年半ぶりでした。

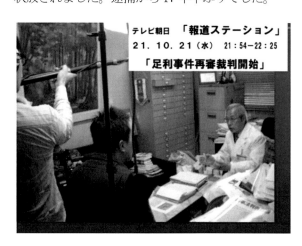

テレビ朝日 「報道ステーション」
21.10.21（水） 21：54〜22：25
「足利事件再審裁判開始」

最終的には、再鑑定のDNA型鑑定をする。証拠のTシャツを半分に切りました。切っているところは試料が付いているところですけれども、真っ二つに切るのです。片方を検察側の鑑定人。もう片方を弁護側の鑑定人に渡して、2人で別々に検査をしてその結果を見たら、検察側の鑑定人がSTRで一致しない。犯人ではないという結果でした。弁護側の鑑定人も一致しない。検察側の鑑定人が、DNA型で一致しないと言ったら無実です。無実というのは、犯人ではないということです。無罪には2つありまして、本当は真犯人だけれども証拠がないというのも無罪と言う。真犯人でないというのは無実と言うのです。無罪ではなくて、完全にDNA型鑑定が合わないのですから、これは無実ということになって、この鑑定が出た直後に、犯人とされた菅家さんは

私が意見書を出したのがいつなの、という問題になってくるわけです。号外が出ました。そしてテレビも取り上げてくれまして、足利事件の再審裁判が開始されました。「押田先生、嬉しいですか?」「平成21年に釈放されて嬉しくなんかありません！」と言いました。

私が意見書を書いたのは、平成9年です。平成9年の当時に再鑑定をやるべきなのであって、この十何年間はなんだったのかということで怒っていたのです。その間、悪徳の裁判官は延々と引き延ばして、時効まで成立されてしまった。もし時効が成立しなければ、真犯人はこの人ではない可能性が出てくるのですから、そこから真犯人を追い詰めることができたのではないですかということで、怒っていたわけです。

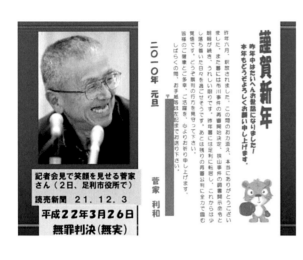

記者会見で笑顔を見せる菅家さん（2日、足利市役所で）
読売新聞　21.12.3
平成22年3月26日
無罪判決（無実）

二〇一〇年　元旦

謹賀新年
昨年中はたいへんお世話になりました！
本年もどうぞよろしくお願い申し上げます。

菅家　利和

　そのあと、菅家さんは本当に人柄が良い人ですから、笑顔を見せているということで、報道されましたけれども、年賀状もいただいております。そして、平成22年3月26日に無罪判決で、これで無実が確定しました。

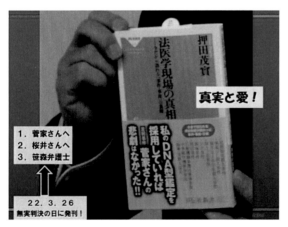

押田茂實
法医学現場の真相
真実と愛！
私のDNA型鑑定を採用していれば菅家さんの悲劇はなかった!!

1．菅家さんへ
2．桜井さんへ
3．笹森弁護士
22.3.26
無実判決の日に発刊！

　これを記念しまして、私は「法医学現場の真相」という本を、その無罪判決の日に合わせて出版することにしました。大変でしたけれども。3冊だけ試験印刷したのがきましたので、すぐに学生に栃木県の裁判所まで持って行ってもらいました。一冊は菅家さん、一冊は布川事件で29年間刑務所に入っていた無罪の桜井さんにあげて、もう一つは足利事件で頑張ってくれた笹森弁護士さんに預けて、私は手持ちがゼロになってしまったのです。こういうふうになりました。私がサインしているのは、実は「真実と愛！」と書いてありますけれども、これは、実は殺された被害者の人の名前と関係あるので、大きい声では言えませんけれども、真実（マミ）ちゃんと愛ということを私は書いているつもりです。

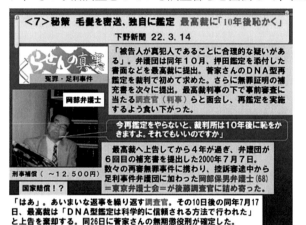

刑事補償が出ています。一日、1万2500円×17年半ということで、約8000万円の刑事補償[22]金が出ました。これ以外に国家賠償も請求すれば出るのですけれども、彼はある理由がありまして、国家賠償は請求しないということで、この約8000万円を受け取っただけで終わりました。真犯人は結局捕まっていないということになるわけです。そのあと下野新聞は、ずっとフォローしてくれています。被告人が真犯人であることに合理的な疑いがあると、私の書いた書類を最高裁に提出したのに、その事前調査をしている調査官らと面会して、担当の弁護士さんが怒りました。

最高裁に押田意見書を出しているときに、なぜ再鑑定しないのか。押田鑑定人はいい加減な人ではありませんよ。もし今再鑑定をやらなかったら、裁判所は10年後に恥をかきますよ。それでも良いのですかということまで弁護士が言いに数回行っている。しかしどこにも最高裁の判決のところに押田鑑定のお字もなく判決してしまった。こんなことで良いのだろうか。曖昧な返事を繰り返す調査官。実はその当時の最高裁の裁判長は、あとからテレビの取材に、あのDNA型の押田鑑定は、足利事件ではないからねと、事実と全然違うことを言っていました。つまり、裁判長は押田鑑定書を本気で見ていなかったということもバレてきたわけです。

　「いつでもどこでも、ほかの専門家がやっても正しい結果が得られる」、私どもが考えているDNA型検査を含めた法医鑑定はそういうものだと言っています。押田先生は入局したときに、「血液型の検査をしない」と言っているのに、なんでDNA型検査なんかやっているのですか？　と色々な人に言われました。いつから先生は心を捻じ曲げたのですかと言うのですけれども、私は捻じ曲げておりません。JAL事故の足を鑑別できなかったのが悔しい。血液型の検査を、私は研究しているわけではなくて、DNA型の検査という化

---

[22] 刑事補償：抑留又は拘禁された者が無罪の裁判を受けたときに、身柄拘束に関して補償を求めることができる。金額は1日あたり1000円〜1万2500円。

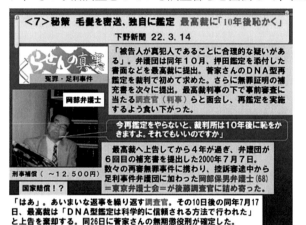

学反応をやっているだけです。私は血液型の研究はやっていませんよと今でも言っております。

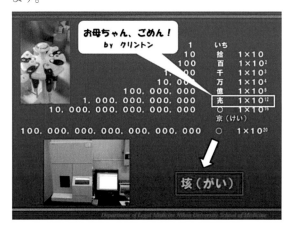

先ほども言いましたが、いち、拾、百、千、万、億、兆。日本の予算は兆で、もうそろそろ危ない。兆の次はなんだろうか。これはもう常識です。兆の次は京と書いて、これは「ケイ」と読みます。京の次はなんだというのが、今回のDNA型鑑定の基本でありまして、垓（ガイ）と言いまして、口へんにすると咳（セキ）となっちゃうので、士へんです。これは10の20乗です。ここまで今、DNA型鑑定の精度が上がってきた。例のアメリカの大統領、クリントンさんですけれども、この人はブルーのドレスを見て、精液を発射してしまったのですけれども、その検査をFBIがやって、検査したのは10の12乗、このレベルで「お母ちゃん、ごめん」といって、土下座をして謝っている。しかし、沖縄の米軍の人が日本人をレイプしたのに、日本の10の20乗分の1の検査までしているのに、非を認めていない。先生来て証言してください。こういう時代になっているわけです。

（2）DNA型鑑定の進歩

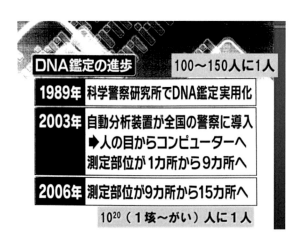

DNA型鑑定の進歩は大きいです。見てみますと、日本では1989年にDNA型鑑定を初めて実用化した。1985年に初めて論文が出たのですけれども。そしてそのあと、2003年からDNA型鑑定は全国の警察に導入され、そして2006年に現在に至る15ヶ所でDNA型を鑑定することになった。これが鑑定精度が10の20乗分の1になっています。こんなに進歩したけれども、足利事件の頃というのは、100人～150人に1人しか判別検査できなかった。これはたった一つのMCT118という検査法しかできなかった。それも16cmで測らなければいけない目盛りが、なんと123cm目盛りだった。この科学の変化というのが、実は足利事件そのものを象徴的に反映しています。

ですから、この 2006 年に 10 の 20 乗分の 1 になったというところと、足利事件当時の 100 人～150 人に 1 人というのでは、もうまるでレベルが違う。

　しかし、ＤＮＡ型鑑定が警察で施行されて、結果的に残っている事件で古い方法が使われたものが、まだこんなにあるのです。「これは全部再検査したほうが良いではないですか。

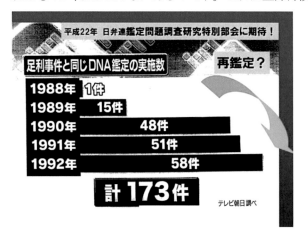

123cm 目盛りでやったデータも混ざっているのではないですか？」と言っているのですが、残念ながら日本弁護士連合会の中には、鑑定問題調査研究特別部会というのができて、そこに期待しているのですけれども、こういうものについては一切手を出していないのが現状です。ですからもっと隠れている可能性があると思います。

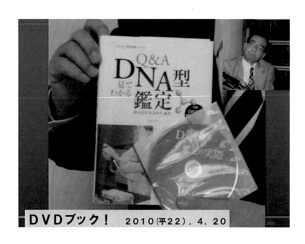

　そういう心配もありましたので、弁護士と一緒に「ＤＮＡ型鑑定に関するＱ＆Ａ」を発刊しました。素人が質問したら、こう答えますよという本を出しました。その中にＤＶＤを入れました。なぜかというと、口で言ってもわからないものがあるので、やはり映像にしてみると、ＤＮＡ型鑑定というのはこうやってやるというのがわかるので、ＤＶＤ付きの本にしたわけです。岡部保男[23]弁護士と共著で出しました。この本はどんどん売れると思ったら大間違いで、ほとんど売れないで、10 年かけてやっと 2020 年に改訂になったのです。

---

[23] 岡部保男：弁護士。北海道大学法学部卒業。第 21 期司法研修所修了。日本弁護士連合会人権擁護委員会委員長などを歴任。

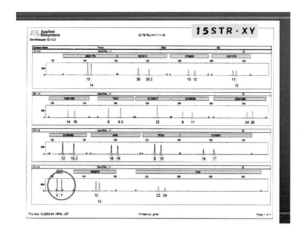

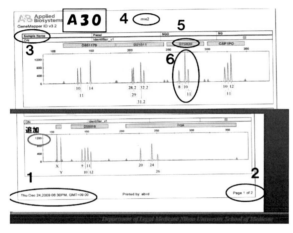

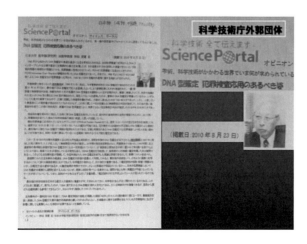

その本に出したのですけれども、今やっているDNA型鑑定というのは、15部位を調べています。あとXYというのは、Xが出ると女性、XとYが出れば男性ですということで区別しています。こういうことで、どこを見るのですか。一つ目には、この検査した日時を見てください。二番目には、証拠物は何枚のうちの何枚ですか。これは2枚のうちの1枚目ですよ。

三番目には、これはどういうテーマですか。誰がやったのですか。そして五番目、六番目、何を見ているか。ピークが1本か2本出ていれば1人です。3本出ているということは、2人以上のものが混ざっています。そういうことを見てゆくわけです。こういうことを一つずつ書いてゆきました。最終的にはDNA型鑑定そのものは、10の20乗分の1まで進歩してきました。しかし、それを裁判官は認めてくれていなかった。ここに大きな問題がある。

実は科学技術庁の外郭団体の「Science Portal」というところが、ずっと私を追っかけて連載にして記事にしてくれました。ここがなぜ凄いかと言うと、私は日本語で答えるのですけれども、そうすると、なんと英語と中国語とフランス語に変換してくれる。これを中心でやってくれている人が小岩井忠道[24]さんです。

[24] 小岩井忠道：共同通信在職38年。2006年科学技術振興機構（JST）が立ち上げたウェブサイト「サイエンスポータル」初代編集長。

(3) 東電女性会社員殺人事件

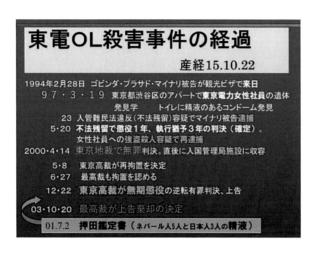

そうしているときに次の事件が起こってきました。次は東電女性会社員殺人事件という。東電というのをやめてくれというので、東京電力から猛烈にマスコミと私のところにも批判がきましたけれども、あの東日本大震災で、東電原子力発電所の問題が起こってからは、一切文句がこなくなりました。「東電OL」と当初は言ったのですけれども、現在では、OLは差別用語ではないのかというので、東電女性会社員殺害事件とこう言っています。ネパールからやってきましたマイナリ被告が観光ビザで来ていたのですけれども、そのあと東京電力の女性社員の遺体が発見されたときに、なんと、現場のトイレでコンドームが発見されて、そのコンドームの中身がマイナリさんとDNA型が一致したということでした。

不法残留で懲役1年、執行猶予3年の判決は確定したのですけれども、強盗殺人容疑で再逮捕されました。なんと東京地裁では無罪。怪しいけれども証拠がないと言って無罪。その直後に控訴されまして、東京高裁で無期懲役の逆転判決が出たときに、なんと、担当弁護士さんが私の所に来まして、「先生、実験やってくれませんか?」。「えっ、何をやるの?また最高裁にいっているじゃないの」と言ったら、「そこをなんとかやってください」。じゃあ、二度とできない実験をやってやろうということになりました。

この室内のトイレから見つかったコンドームですけれども、この女性は毎日3人ずつ男性と関係を結んでいたのです。この人は有名な大学を出て、上級試験にまで合格するぐらいの人ですけれども、そして東京電力に入って、優秀な、将来が嘱望されていた人です。私生活ではなぜか毎日3人の男性と関係を持って、物凄く几帳面な人で、手帳に全部3人の名前が書いてありました。国会議員の人の名前も書いてあります。これが表に出たら大変なことになる人が何人もいるということがわかります。外国人の場合には「氏名不詳0.6」とか書いてあります。6000円ということです。日本人の名前誰々「3.0」と書いてあります。これは3万円ということが書いてありました。

依頼がきましたけれども、もう二度と精密な実験できないようなものをやるということにいたしました。日本にいたネパール人の男性、5人集めてきました。それから日本人も3人。この8人から「精液をその場で出せ」。私の見ている前でなくてもいいのですけれども、今出せと「えー!急に言われたって出ませんよ」そのとき泌尿器科の先生が協力してくれました。絶対にこれを見れば出るというものがあるのです。そういう武器をもっているのです。それを各自に持たせて、「出して持ってこい」と言ったら、持ってきました。そ

してそれを古いトイレに放置した場合にどうなるか。すぐに発見されたわけではないのです。1週間ぐらい経ったらどうなる。1ヶ月経ったらどうなるかという、再現実験をやってみました。

裁判官の無知に警鐘 押田茂實日大名誉教授
足利、東電事件で矛盾指摘 下野24.6.18

もともとこの事件は、室内のトイレから見つかったマイナリさんの精液が入ったコンドームなどが有罪判決の柱だった。しかし被害女性は定期的に複数の男性と性的関係を持っていたとされ、コンドームが事件発生日に捨てられたものかどうかが焦点となった。

DNA型鑑定に詳しい押田名誉教授は2001年3月、弁護側から依頼を受け、複数のネパール人と日本人の協力を得て大規模な再現実験を実施。精子が時間とともに劣化する様子を顕微鏡で観察し、マイナリさんの精液は犯行日より以前のものと結論付けた。

「あれ以上精密な実験はもうできない」。押田名誉教授は自信があった。が、最高裁は「押田鑑定」に一行も触れず、03年に弁護側の上告を棄却。

もうこれ以上精密な実験できません。なぜかと言うと、この8人のDNAを色々組み合わせて実験をやるのです。普通精子はしっぽがあるのですけれども、しっぽがなくなるのは何日目ぐらいからどういうふうになくなってくるかというのを調べるためには、毎日あるいは3日おきぐらいにたくさんの資料をカウントしなければいけないのです。絶対自分ではできません。そうしたら、悪は許さないという臨床検査の人がいまして、「先生、協力しますよ」と。ババババッと検査が速いのです、プロですから。そして「はい。これは25%」、ダダダダッ。「はい。これは32%」。もう瞬間的にダダダダーッと計算してやってくれる。こういうことで協力してくれまして、もう二度とできません。これは検査料を大量にいただかないとやれませんよと言って、巨額の検査料をいただきました。最終的にはマイナリさんの精液は犯行日より前のものという結論の書類を作成し、最高裁に提出されました。

東電社員殺害事件、ネパール人
被告の無期懲役確定 読売15.11.6

東京電力女性社員殺害事件で、最高裁第3小法廷（藤田宙靖裁判長）は5日までに、強盗殺人罪に問われ、上告を棄却されたネパール国籍の元飲食店店員、ゴビンダ・プラサド・マイナリ被告（37）の弁護側から出されていた異議申し立てを棄却する決定をした。

これで、マイナリ被告の無期懲役判決が確定した。弁護側は再審請求を検討している。

（押田 茂實鑑定について記載なし！）
→再審請求で使える！（足利事件と同じ）

それで意見書を出したのですけれども、残念ながら裁判所は異議申し立てを棄却する決定をした。押田鑑定書について記載が一文字もない。足利事件と同じです。しかし、どこにも鑑定の字が書いていないということは、新しい証拠になるので、再審請求のときに使えるということで、また足利事件と同じようなことになりました。

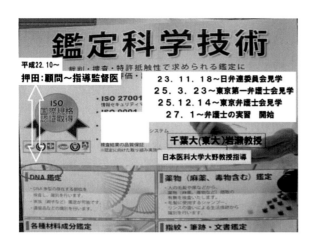

このころちょうど定年になりましたので、鑑定科学技術センター（MST）に毎週木曜日行っておりました。私がDNA型鑑定の顧問をやっていまして、大野先生が薬物・毒物の顧問をやっていまして、左記のように色々実験の指導をやったりしていたのです。ある日突然、「先生、今朝の新聞見ましたか?」と言う問い合わせがきました。「いや、忙しいので、新聞なんかチェックできていないよ」と言ったら、「先生、読売新聞見てください」と。「俺だって忙しいんだよ」。木曜日は朝から晩までそこでDNAの指導しているわけですから。

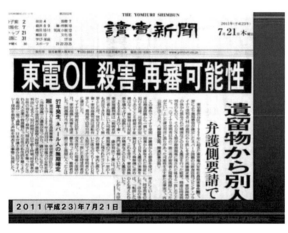

2011（平成23）年7月21日

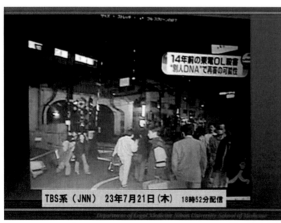

そうしたら、「新聞、先生見てください!」と何回もいわれ、新聞を見たら、なんと、1面トップに「東電OL殺害 再審可能性」。遺留物から別人のDNA型が出てきているということで、「先生、なんとかコメントください」と言う。「そんなこと言ったって、今日はMSTに顧問で来ている日ですから」「先生、テレビで今、色々な中継しています!」「14年前の事件からずっと事件を追ってきていますよ。そして、ああじゃないこうじゃないとやっていますよ。先生なんとかコメントしてください」しょうがない。じゃあちょっとだけと、テレビに出てしまいました。ずさんな証拠に基づいて最高裁の判決が出て、それを覆すだけの新規の証拠になり得るのに、なぜ今頃になって再審請求になって検査をやるのか。ここが大きな問題です。なぜ私がおかしいですよと言ったときに再鑑定しなかったのか。これは足利事件と同じではないですかということにな

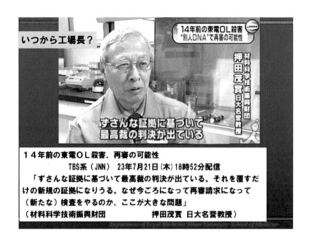

った。全国中継に制服のまま出て
しまいました。全国中継出て良い
のですかと会社に申請したら、良
いですよと了解が出ました。MS
Tでは必ずこういう制服を着てい
ます。そうしましたら、全国から
電話がかかってきまして、「押田先
生はいつから工場長になったので
すか？」ときましたけれども、私
は工場長になっておりません。顧
問ですけれども、あたかも工場長
のように見えるというふうに言わ
れました。

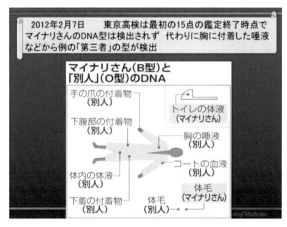

実際にトイレの中の体液はマイ
ナリさんのものかもしれません。
しかし、一日3人ずつずっと関係
を結んでいるわけですので、いつ
死んだのか、それが問題です。新
たにDNA型検査してみたら、全
部マイナリさんではない、別人の
型が出てきたということで、マイ
ナリさんは犯人ではないというこ
とになってきた。そして新たに新
聞取材を受けました。記事が出ま
したら、なんと、最高裁はばかじ
ゃないかという見出しが出てしま
ったのです。私はばかじゃないか
と言っていません。よく見てくだ
さい。「私は、最高裁はばかじゃな
いかと思った」ばかだと言ってい
ません。それなのに、見出しにな
ると、「ばかじゃないか」となっ
ていて本当に気を付けていただきた
いのですけれども、私は言ってい
ません。最高裁はばかじゃないか
と、私が思っただけです。足利事

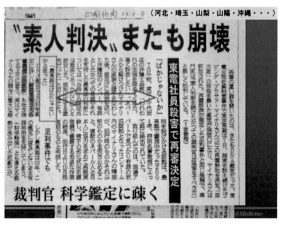

件で意見書を出しているのに無視して、また東電女性会社員殺害事件でまた無視された。
二度もやっている。これは常習犯じゃないですかということを言ったわけです。

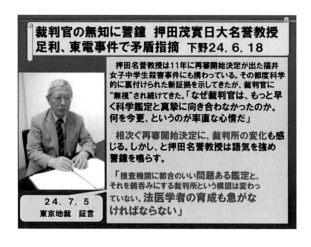

「裁判官の無知に警鐘」というふうにも書かれましたけれども、捜査機関に都合の良い問題のある鑑定と、それを鵜呑みにする裁判所という構図が変わっていない。実力のある法医学者の育成も急がなければいけない。私ももう定年になりましたので、ということを言ったわけです。鵜呑みにしている裁判官が実際にもありました。

ゴビンダ・マイナリさん、再審で無罪になりました。そうすると、懲役14年間で、一日1万2500円もらえる。掛けると約6000万円の刑事補償です。単なる6000万円ではないのです。実は、ネパールの物価は日本の80分の1なのです。6000万円×80はいくら？

——4億8000万円。

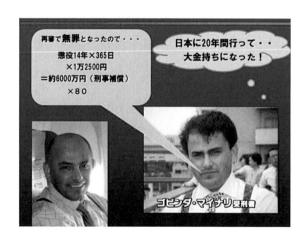

計算間違っています。48億円です。時価48億円相当のものをもらったのです。大きい6階建てのビルが6棟買えるといわれています。国王よりも金持ちになったのではないかと噂されるぐらいの金がもらえた。なんと、マイナリさんは日本に20年間行っただけで、ネパール一の大金持ちになったというサクセスストーリーになってきた。

日本に来たときには髪の毛は真っ黒けでした。この14年の間に髪の毛はどっかいっちゃった。強制送還されてネパールに帰っていましたので、私は会っておりませんでした。直接本人と話したこともないのです。

押田先生のおかげで無罪になったに違いないと言って、やっと2017年に日本に来て、生まれて初めてハグされたのは、ゴビンダさんだったのです。

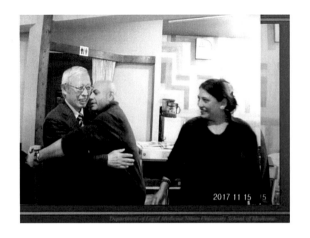

ここにいるのが奥さんですけれども、奥さんと一緒に日本に来ました。今度無罪になりましたから、日本に来られるようになって、そして私と会っております。こういうことになってきました。しかし、一銭もいただいておりません。48億円もらったのだったら、神山啓史[25]弁護士と私は、ネパールに行って1億円ぐらいの接待を受ける権利があるというふうに思うのです。

日本ではだめですから、今度ネパールに行って、1億円相当の接待を受けてこようかなと、楽しみにしております。

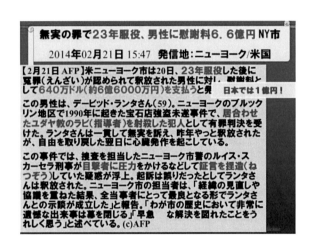

しかし喜んではいけません。アメリカでは懲役23年間入っただけでいくらもらうのですか。6億6000万円です。日本は10分の1ではないですか。これをよく見てください。もしゴビンダさんが6億円もらったら、×80なら、計算できません。もう超大金持ちになることになります。

再審無罪といって、何が一番怖いかと言うと、真犯人が捜査もされないで延々と生き延びているということです。この恐ろしさが一番です。アメリカで無罪になりますと、損害賠償の金額が全然違うということも知っておく必要があります。日本ではせいぜい1億円。布川事件の犯人とされた桜井さんは29年間刑務所に入っていましたから1億3000万円出ました。これが最高です。

このあと話しますけれども、もし袴田さんは50年間刑務所に入って、それも死刑判決ですけれども、これが無罪になったら、いくらもらえるのかなと思いますけれども、こんなにはもらえません。これが日本の現状です。

---

[25] 神山啓史：刑事弁護士。龍谷大学法科大学院客員教授。日弁連裁判員本部事務局次長。司法研修所
　　教官。

（4）袴田事件

　もう一度、ヒトはウソをつく動物であるけれども、モノはウソをつかないということをしっかりと記憶に留めてください。

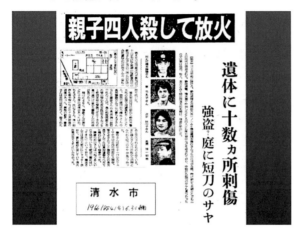

　三つ目の事件は袴田事件です。これは昭和41年の事件です。親子4人が殺されて、放火されたのではないか。昭和41年の6月の事件です。私は偶然ですけれども昭和41年の3月に1ヶ月間、清水の市立病院に先輩が来いと言うので、実は遊びに行って、毎晩お酒をごちそうになっていたのです。その3ヶ月後に起こった事件に私が関与するようになるとは、夢にも思っていませんでした。この時になんと、市立病院の院長先生が、この4人のうち2人を司法解剖していた。この人は外科の先生。この時静岡県には医学部がなく、法医学専門の先生が静岡県にはいなかったのです。残りの2人は開業医が解剖しました。

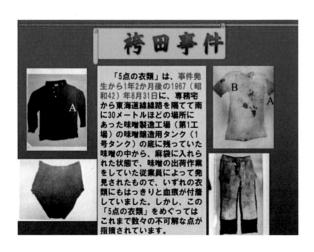

　難しい問題が起こってきます。あとから味噌樽の中から出てきた5点の衣類です。最初は袴田さんが犯人だとして捕まったときには、パジャマで4人殺したということで逮捕されたのですけれども、一審裁判が始まっている最中に、味噌がだんだん減っていって味噌樽の中から少なくなってきたら、その下からビニール袋に入った5点の衣類が出てきて、見たら血だらけ。なんじゃこりゃ！ということで、パジャマではなくて、この衣類で袴田さんが殺したというふうに訂正されてきた。裁判中に犯行時の着衣が発見されたという、未だかつてないドラマになってきました。

袴田事件略年表

1966（S41）6.30　静岡県清水市で事件発生
　　　　8.18　事件から49日目、袴田さん逮捕
　　　　9.6　逮捕から20日目、犯行を「自白」
　　　　9.9　強盗殺人、放火罪で起訴
　　　11.15　静岡地裁第1回公判
1967（S42）8.31　事件から1年2ヵ月後5点の衣類「発見」
1968（S43）9.11　静岡地裁で**死刑判決**
1976（S51）5.18　東京高裁で控訴棄却
1980（S55）11.19　最高裁が上告棄却（死刑確定）
1981（S56）4.20　静岡地裁に再審請求
　　　11.13　日本弁護士連合会が袴田事件委員会を設置して
　　　　　　再審支援を開始　1993（H5）.5押田回答書
1994（H6）8.9　静岡地裁が再審請求を棄却
　　　8.12　東京高裁に即時抗告　1995（H7）.3押田回答書2
2000（H12）7.13　DNA型鑑定：不能
・・・・・・

Department of Legal Medicine Nihon University School of Medicine

　ここに概略を書いておきましたけれども、一審判決；死刑。控訴審；死刑。最高裁；死刑確定となったのです。この段階で、なんとかして！助けて！と頼まれ、私が意見書を書きました。普通の意見書ではないのです。これもまた物凄く大変でした。なんと言ったって、味噌樽から出てきた着衣は、本当のものなのだろうか。これは難しい事件ですけれども、もう少し基本でゆこうということで、たまたま解剖した人が、外科医ともう一人は開業医の人が遺体解剖している。二人とも法医解剖をあまりやったことがない人ですから、頭を開けるのを忘れていまして、翌日4つの頭を開けるという異様な解剖システムになっていました。身長は測っているのに体重は測っていないのです。身長だけで体形がわかりますか。わかりません。これではいけない。

凶器とされたくり小刀での犯行は不可能

凶器とされたくり小刀での犯行は不可能　判決で凶器とされたのは、焼け跡の事件現場から発見されたくり小刀一本だけでした。これを用いて、被害者4人に大小合わせて約50箇所もの傷を負わせて殺害したことにされたのです。ところが、発見されたくり小刀は、刃先が欠けていたものの刃こぼれひとつなく、刃体もまっすぐのままで、とても人も身体に多数の傷を負わせたものとは見えませんでした。弁護団は、被害者の一部の傷は、くり小刀よりも刃体がもっと細くて長いものでなければできないとする鑑定書を提出し（「押田回答書1993.5」、「横山鑑定書」）、くり小刀だけが凶器であるとする裁判所の認定は科学的にも誤りであるということを明らかにしました。　ところが再審請求を棄却した静岡地裁は、計測例が二例しかなく体型も被害者と異なるからなどの理由だけでこれらの新鑑定を排斥したのです。　弁護団は実験例を増やし、似たような体型（10例）であれば被害者との差異はない、とした法医学者の意見書を東京高裁に提出しています（押田新回答書1995.3）。

　凶器が問題になってきました。そこで私は考えました。体重測っている人がいるのではないか。次女は、有名な高校に入学していました。4月に必ず身体検査をする。その検査データが残っているに違いないから調べてみようと弁護士に言って調べたら出てきました。身長・体重・胸囲・座高まで測ってある。初めて体重がわかった。そうすると、体形がわかります。

その短刀でその損傷ができるかどうかという判断がつくようになったということで、19歳ぐらいの女子に協力をもらって、レントゲン検査をして、胸から背骨のところまで短刀がいったと書いてあるのですけれども、それが何cmなのかというのを調べたら、その短刀ではできないということがわかり、それを書いて出した。

　案の定ポイされました。頭にきた。「たった1例か2例のデータでは信用できない」と判決に書いてあった。レントゲン検査をするのに、正常な人を何人も検査なんかしても良いと、思ってんのか！と思って、怒っても仕方がない。今度は弁護士さんを含めて、10人の女性に検査を依頼して、全部病気でないのにレントゲン検査をしてもらった。やったら完全にその短刀ではできない損傷だった。又、書類を出した。

色々考えて調べてみても、このくり小刀という短刀ではこの損傷はできませんよということを書いて出したのですけれども、だめだった。全然信用されないところへ、新たにDNA型鑑定の問題が起こってきました。最初にDNA型鑑定を依頼されたのは、私も推薦した岡山大学の石津先生ですけれども、この先生は物凄く慎重です（本書31頁参照）。私の2学年くらい上ですけれども、その当時の技術では、DNA型鑑定をしても、貴重な資料を壊すだけで、DNA型鑑定は検査不能であるというのを書いてくれた。この人が素晴らしい。このとき手を加えてしまうと、そのあとの検査ができなかったのですけれども、当時の実力では検査ができませんということを書いてくれた。それから数年経ったら、今の新しい技術でDNA型鑑定をすることになってきたわけです。

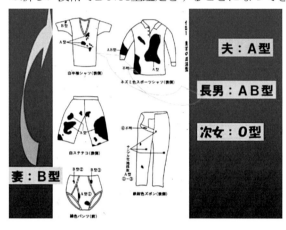

この肩のところのB型が問題でした。神様は我々に天から恵を与えています。なんと、被害者4人の血液型が全員違うのです。夫はA型、長男AB型、次女O型、妻B型。A型とついているのは旦那さんの血液？　B型とついているのはなに？　下着のシャツの肩のところに付いているのがB型？

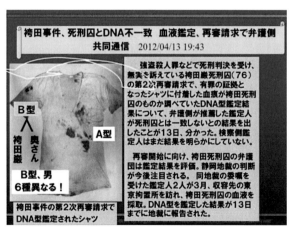

これが問題になって、なんと、このB型は奥さんのB型と同じなのだけれども、実は被告人の肩のところに損傷があるから、これがB型で、犯人の型である。だから、この人が犯人だとこうなっていた。このB型だけではわからない。B型の男性か女性かも判断していないのですから、これだけではだめだ。DNA型を調べてみることになった。調べたら、なんと、奥さんと袴田さんがB型ですけれども、

B型の男性である。B型の男性だけれども、袴田さんと6部位異なっている。1部位違えば赤の他人。6部位違ったら明らかに赤の他人という結果になった。その数年前にDNA型検査をしていたら、この検査ができなかったのですけれども、この先生が「自分の技術ではできませんからお断りします」と言って断ってくれたから、この検査結果が出たのです。

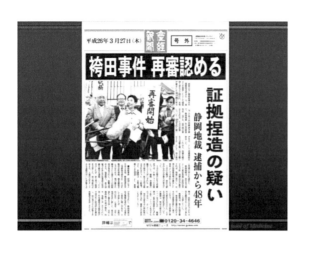

　それで袴田事件の再審開始決定（平成26年3月）が出たわけです。証拠は捏造した疑いがあるとされた。一審の裁判中に味噌樽から5点の衣類が発見された。これは本当ですか。でっちあげたのではないですかということになってきた。再審決定が出たということで、新聞は大変なことになりました。再審して無罪になったら、死刑囚ですから死刑が執行できなくなるというので、何をしているか。この裁判はじっくりゆっくり慎重にやれ。皆さん知っていますよね。公務員は慎重にやれということは、結論を出すなということです。そして何やったか。この前お話ししました。オウム真理教の事件の13人を早く死刑執行しろ。しないと、もし再審で無罪が確定したら、日本で死刑が執行できなくなるからということで、オウム真理教の死刑を急げということで執行した。そういうことが全部見えてきます。

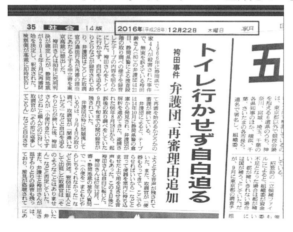

　これは大変なことになりました。50年間刑務所に入っていました。調べてゆくと、トイレに行かせずに自白を迫ったとか、色々な資料が出てくるわけです。年表をもう一度見てみましょう。押田鑑定を出していたのに、それをポイポイしています。しかしDNA型鑑定で再審開始決定が出たのですけれども、その4年後になんの新証拠も出ないのに、高裁で再審開始を認めない。裁判官は何やっているのと思ったら、最高裁がそうではないのです。今回は最高裁が高裁に差し戻しをすると決定しました（令和2年12月）。やはりDNA型鑑定が一致しないということは、証拠として物凄く大きいのです。そういうことで、最高裁から差し戻しになって、現在も裁判は進行中です。再審開始決定の時に身柄は釈放されたのですけれども、普通は再審開始決定を取り消されたときに、もう一回死刑囚として戻らなければいけないのですけれども、今回は戻っておりません。とにかくマスコミも報道をたくさんしていますし、そして本人は50年間死刑囚として毎朝コツコツコツと係官が、自分の前に止まった瞬間に死刑ですから。これが通り抜けると、今日も生きられる。これを50年間毎日やられていたわけですから、精神的に完全におかしくなって、今は病死するのを国は待っている状況です。

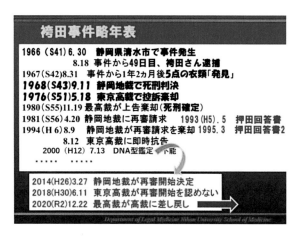

早くなんとか裁判をしてほしいということになっておりますけれども、裁判は進行しておりません。これからどうなるのだろうか。実はこの前弁護士さんたちとも打ち合わせていたのですけれども、弁護士さんたちも年を取っています。私が医学部5年生の学生でいた時に起こった事件で、50年前の事件です。日本の死刑制度がこの袴田事件に全部かぶってきます。あとは皆さんも気を付けて経過を見て

いっていただきたいと、こう思います。

（5） ＤＮＡ型鑑定のその後の変遷

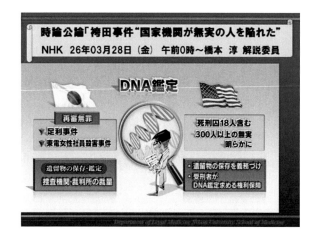

ＤＮＡ型鑑定のその後の変遷について少しお話しします。袴田鑑定はもう大変なことになりまして、ＮＨＫでもたくさん特集をやりました。ＤＮＡ型鑑定の歴史を含めて色々報道してくれまして、私たちが知らないことまで教えてくれました。アメリカで死刑囚18人を含む300人以上が無実の罪だということが、ＤＮＡ型鑑定の再鑑定によってわかった。

アメリカという国は、皆さんご存じのように白人の犯人は無罪。黒人の犯人は有罪。裁判員裁判をやっているのだから、皆さん正解だなんて思っていたら大間違いです。死刑囚18人を含む300人が無罪なのに有罪にされていた。ＤＮＡ型鑑定によって全部それが明らかになっている。これが世界の現状ですよということを、ＮＨＫでも放送してくれました。ＤＮＡ型鑑定というのがいかに凄いか。ＤＮＡ型鑑定によって、犯人でないのに逮捕され有罪とされている、そういう人が山ほどいるということがわかってきました。ＤＮＡ型鑑定では指紋と同様に無実を証明することができることを証明してくれました。

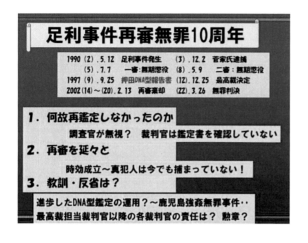

さあ、そういうなかで足利事件の再審無罪10周年記念ということで、いろいろ言われました。なぜ再鑑定をしなかったのか。私がおかしいと言ったときにやればよかったのに、調査官が無視をした。そして裁判長は、押田鑑定書を確認していなかったのではないか。見せられてもいなかったのではないかということが推測されました。普通裁判官や元裁判官も、自分がやった裁判については

コメントしてはいけないという決まりになっているのですけれども、なんと、取材に行った人が物凄い美人だったのでマイクを向けた途端に、ついドアを開けてしまった。「押田鑑定はどうしてその時見直さなかったのですか？」と聞いたのですけれども、「押田鑑定書は別な事件で、足利事件の鑑定じゃない」と答えてしまった。全国放送されてしまった。もう二度と裁判官は取材を受けてはいかんぞと改めて通達が出ているはずです。

　裁判が延々と延びて時効が成立して、今では殺人事件はもう時効はないのですけれども、この時は15年で時効成立だったので、真犯人が捕まっていないのです。捜査してはいけないのです。誰が責任を取るのですか。教訓はなんですか。進歩したＤＮＡ型鑑定の運用をもっとしっかりやれば良いのだ。それから、最高裁担当裁判官以降の各裁判官の責任はどうなってくるのだろうか。勲章をもらった人は、勲章を返さなくて良いのですか、ということになってきました。

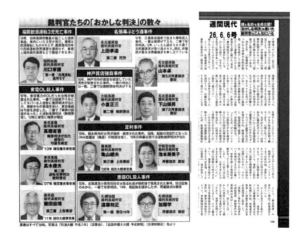

週刊誌も頑張ってくれました。裁判官たちの「おかしな判決」を書いた人たち、全部名前と所属を書いてあります。私が実は裁判官の名前にふりがなを全部振った本を出版したことも関係があるのですけれども、足利事件の担当はこの人ですよと出してくれました。亀山裁判長、押田鑑定書を見ているのですか。池本裁判官、延々と伸ばして時効を成立させていませんか。こういうことになってきま

した。ほかにも色々な事件のケースが出ています。そうしたら元裁判官が凄い本を書きました。「裁判官は正義より出世が命です」という本を出した。凄いこと書くね、この人と思って、私の本をその後に出したのですけれども、そのときにページの最後のところに、元

裁判官はこういうふうに書いていると引用したら、なんと、表紙に出されてしまいました。「裁判官は正義より出世が命か？」と。これは某スポーツ紙と同じですけれども、「か？」と書いてありますけれども、皆さんご存じのように本文は私の責任です。しかし、表紙とこの下の活字をどうするかというのは、出版社の責任なのです。やめてくれと、「私はページの最後のところに引用しただけで、べつにそれが私のメインではないと言っているのに、何故こんなところに出すの？」と聞いたら、「押田先生、だめです。『裁判官は正義より出世が命か？』これが、押田先生が言わんとしているそのものですよね？」と言われて、「違います」と言っているのに、これを消してくれません。

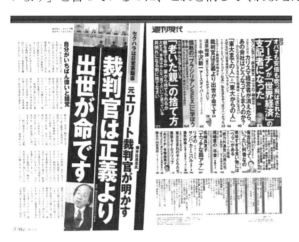

これを見た、別な事件の元裁判長ですけれども、「押田くん、これは裁判官から訴えられて、本が全部没収される可能性もあるから、早く出版記念会したほうが良いよ」と言われまして、平成26年12月に出版したのですけれども、すぐに出版記念会を翌年やりました。神楽坂ですから芸者衆を呼んで、どんちゃん騒ぎをやりました。「再審無罪の真相」という題名にしたのですけれども、全然本が売れませんでした。「死人の…」とか、「法医学の…」という本は売れるのですけれども、再審無罪なんて一切売れない。今まで私が書いた本で、内容は充実しているのに一番売れない本になってしまいました。しかし、芸者さんと一緒に楽しい出版記念会は早めにやりました。

これが現実です。

しかし裁判官の中にはそんな人ばかりではないということがわかりました。岡田雄一[26]裁判長、東京高裁の裁判官で、東電女性会社員殺人事件のときに、検察に対して、おまえたち隠しているものがあったら全部出せ、というふうに命令してくれました、そのあと、東京地裁の所長になったあとに、名古屋高裁の所長までいって、ご定年になっていくのです。この岡田雄一裁判官が物凄く、正確無比な人だった。そのとき一緒に裁判官だった人と、東邦大学法医学教室の黒崎久仁彦[27]教授が一緒にこの足利事件の教訓というところを本にすることになったのです。この黒崎先生は、私の後任として上智大学の法学部の講義を分担してくれておりますし、凄く真面目な先生です。

[26] 岡田雄一：裁判官（27期）。京都大法卒、裁判官（1975－2015年）。東京地裁所長（2011－2013年）、名古屋高裁長官（2013－2015年）。弁護士。
[27] 黒崎久仁彦：法医学者。筑波大医卒、千葉大・東京医大助教授、東邦大教授（2004年－）。

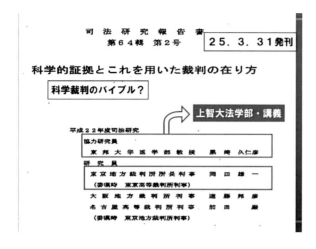

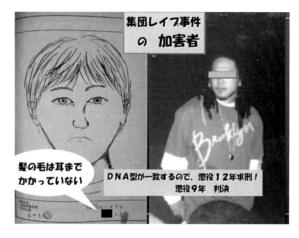

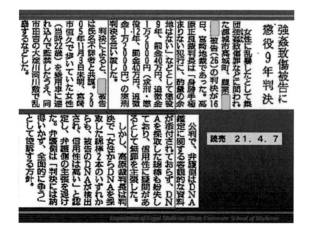

　「科学的証拠とこれを用いた裁判の在り方」という題名ですけれども、これは「DNA型鑑定における科学裁判のバイブル」と今言われています。この書いている内容に一言一句食い違いがあったら、その証拠はペケになる。そういうレベルで、これはバイブルと言われています。こういう本を出してくれました。これは一言一句、黒崎先生を含めて、岡田雄一裁判長以下、裁判官の人たちが、物凄く慎重に書いてくれています。

　さあ、そういうなかで集団レイプの加害者はこんな人ですよということで、今では似顔絵を描くということが盛んです。髪の毛は耳までかかっていません。こういうのでどうですか。この人が犯人ですねと言ったら、犯人が捕まった。髪の毛が違うじゃないですか。DNA型が一致したから犯人というが、髪の毛長いです。髪の毛の処置に物凄く時間がかかるのですけれども、床屋さんに行っています。この犯行当時の1週間前にも行っているし、そのあとにも行っているのですけれども、この髪の毛です。どうなっているの。目撃者の似顔絵と違っている。しかし懲役9年の判決が出ています。これはおかしいじゃないの。再鑑定したほうが良いじゃないのと言ったけれども、そのまま確定してしまいました。

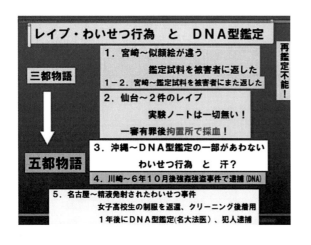

　宮崎県の似顔絵が違うのではないですか。先生こんなのでいいのですかという相談が最初にきた。ところが再鑑定しようとしたら、鑑定試料は被害者に返したという。被害者は見たことも聞いたこともありませんという。要するに証拠が隠滅されている。ウェッと思っていたら、今度は仙台で2件のレイプがあって、実験ノートは一切ない。私が仙台から離れたらどうなっているのと思ったら、次に沖縄の事件の相談でした。DNA型鑑定の一部が合わない。沖縄でわいせつ行為。ちょっと女性の方に聞いてみましょう。わいせつ行為で被害者になった人は何歳だと思いますか？ 60歳です。60歳の人のわいせつ行為の疑いです。沖縄というのは挨拶するときよく抱っこするのです。

　そのときに汗と色々が混ざって、合わないというので、どうしたら良いのと聞かれた。沖縄は日本人の常識ではないのです。子どもの年齢も難しいのですけれども、お婆ちゃんがわいせつ行為の被害者で出てくるのです。宮崎県でおかしいねと言ったら、別の宮崎県の事件でやはり鑑定試料は被害者に返したと言っている。被害者は見たことも聞いたこともありませんという。再鑑定不能にしている常習犯ではないのかなと思っているうちに、川崎で出てくる。名古屋でも出てくる。名古屋で何したの。電車の中で女子高生が制服でいたときに精液をかけられた。普通はその女子高生の制服から試料を取って検査するのに、「制服がないと学校へ行けません」と言ったら、検査しないで返された。その後、クリー

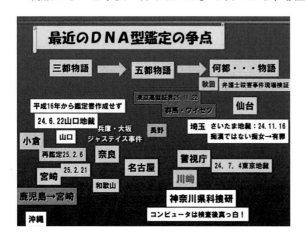

ニングに出して、着ていた。1年後にDNA型鑑定から犯人がわかったから、またもう一回女子校生の制服貸してください、そして、そのDNA型鑑定したら一致したという。名古屋おかしいじゃないの。なんでそのときに検査しなかった？ 三都物語が五都物語になった。神奈川県ではコンピュータの中は、プリントアウトしたら全部真っ白けにします。これは証拠隠滅じゃないの？

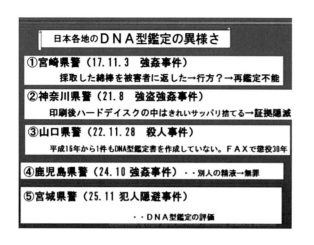

日本各地のＤＮＡ型鑑定の異様さ

①宮崎県警（17.11.3　強姦事件）
採取した綿棒を被害者に返した→行方？→再鑑定不能

②神奈川県警（21.8　強盗強姦事件）
印刷後ハードデイスクの中はきれいサッパリ捨てる→証拠隠滅

③山口県警（22.11.28　殺人事件）
平成16年から1件もDNA型鑑定書を作成していない。ＦＡＸで懲役30年

④鹿児島県警（24.10　強姦事件）・・別人の精液→無罪

⑤宮城県警（25.11　犯人隠避事件）
・・ＤＮＡ型鑑定の評価

　山口県。日本で一番総理大臣出しているのはどこですか。山口県。何人ですか。揉めるのです。菅（カン）を山口県人と認めるかどうかで、山口県人は、あいつは山口県人じゃないと言って外そうとしている。だから、「8人も首相が出て…」と原稿を書いたら、先生これやめてください。「多数の…」と直した。菅直人は山口県人じゃないから外せとあっちから文句が出てくる。山口県では平成16年からＤNA型鑑定書なんか1通も作ったことがないと裁判で証言した。埼玉県では痴漢ではない痴女、痴漢だと思っていたら、女が男の股間を触っている。こうやって色々出てきました。

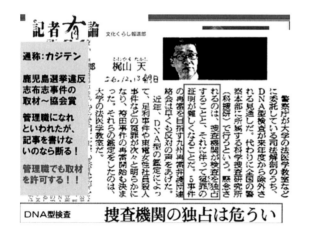

記者有論　文化くらし報道部

通称：カジテン

鹿児島選挙違反
志布志事件の
取材～協会賞

管理職になれ
といわれたが、
記事を書け
ないのなら断る！

管理職でも取材
を許可する！！

ＤＮＡ型検査　捜査機関の独占は危うい

　日本中の相談を受けてきました。おい大丈夫かよ。ＤＮＡ型鑑定、日本で大丈夫なの。そこで出てきたのが鹿児島の事件です。鹿児島県の有名な選挙違反で無罪になった志布志事件を取り上げた人が、この梶山天[28]さん、通称カジテンさんと言う。この人が鹿児島の志布志事件のことを担当した人ですけれども、なんと、私のところに取材に来て、捜査機関が検査を独占していることで良いのだろうかということを書いてくれました。

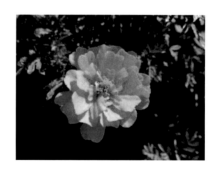

28　梶山　天：朝日新聞社。鹿児島総局長当時志布志事件担当。栃木県に赴任し、今市事件を担当。

（6）鹿児島強姦事件

```
3　鑑定事項
　(1) 資料1、資料2、資料3に精液混入の有無、混入していればそのDNA型
　(2) その他参考事項
4　鑑定経過
　(1) 外観検査
　　資料1、資料2、資料3は膣液採取用綿棒で採取されたものである。
　(2) 精液検査
　　資料1、資料2、資料3について、精液予備検査として酸性フォスファターゼ試験、本検査としてパエッキー試験を試みたところ、いずれも陽性を呈し、精液の混入を認めた。
　(3) DNA型検査
　　資料1、資料2、資料3から2段階抽出法による精液のみのDNAを抽出・精製した。しかし得られたDNAが微量であったため、DNA型検査は不能であった。
5　鑑定結果
　(1) 資料1、資料2、資料3に精液の混入を認めるも、得られたDNAが微量のため、DNA型検査は不能であった。
　(2) その他参考事項はない。
6　鑑定資料の措置
　　資料1、資料2、資料3の残余は返還する。
以上の鑑定は、平成24年10月16日着手し、同年10月31日終了した。
平成24年11月9日
```

???

鹿児島の強姦事件を見てみましょう。被告人19歳は、平成12年10月7日夜中、午前2時過ぎに鹿児島県の繁華街で女性17歳に声をかけて連れ込んで暴行したという。被告人は一貫して自分ではないと言っている。最大の焦点は女性の体内に残された精液のDNA型鑑定の結果です。鹿児島県警では精液は確認されたが、抽出されたDNAが微量で、型の鑑定はできなかったとの結果だったのです。

一審判決はこれを事実上被告の精液と位置付けて有罪判決、懲役2年にした。控訴審になったときに「押田先生助けてください。」と弁護士が来た。実は福岡高裁宮崎支部ですけれども、そこでいくつか事件の相談を受けていましたので、再鑑定を頼まれました。

微量だと言っているから大変です。本当かねと思って検査データを見てみますと、確かにそう書いてあります。酸性フォスファターゼ試験とパエッキー試験を試みたところが陽性だった。これは精液がある。ところが2段階抽出法によるDNA型鑑定をやったのですけれども、得られたDNAが微量であったため、DNA型検査は不能であったと書いてある。これを再鑑定してくれという。

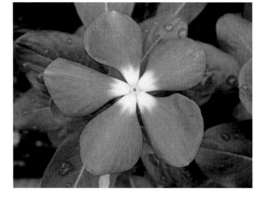

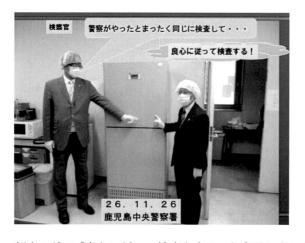

警察が第一線で 10 の 20 乗分の1 の検査ができるのに、検査不能と書いてある。大変ですよ、どうする。まず現場に行ってどこに試料があるか。この背の高い人がこの当時担当した高検の検事さん。百九十何 cm。上から目線で見ています。こちらは 160cm。「警察がやったとまったく同じ検査をしてくれ！」と上から目線で言った。冗談ではありません。私はさっき裁判官の前で「良心に従って検査をする」と宣言しました。「てめえみてえなやり方でやるわけがねえだろ！この野郎！」と言ったので、そこにいた弁護士さんたちも、ぶったまげました。裁判官も立ち会っていました。裁判官が、まあまあまあと抑えてくれました。

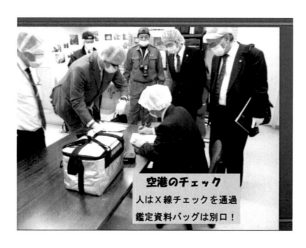

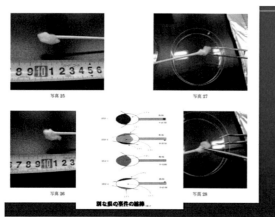

写真 25
写真 26
写真 27
別な県の事件の綿棒
写真 28

まず冷蔵した試料を預かります。問題は空港のチェックです。一般人は X 線のチェックを通ります。しかし鑑定試料は微量で、レントゲンをかけたらどんどん壊れてゆきますからだめです。「だから、検事が一緒に行って、これは貴重なものだから、レントゲンを通さないで通してくれと言え」と言ったら、途中からなぜか私の言うことを全部聞くようになってきました。「わかった。一緒に行きます」といって空港へ行ってくれました。私はレントゲンを通りましたけれども、この検査資料はレントゲンを通さないということで持って帰ってきました。

さあ、この綿棒ですけれども、麺を作る棒じゃないです。今度は綿棒です。この一部分を取って検査するというときにどうするか。これは福岡でやった裁判ですけれども、1 回切ります。2 回切ります。

3 回切ります。これを全部わかるようにしてあったのです。これが基本なのです。ところがこの鹿児島県警の綿棒を見たらボサボサです。鑑定試料に対する基本的立場が全然できていないということが明らかです。

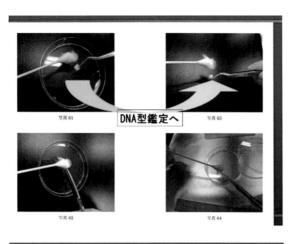

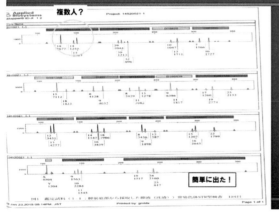

この一部を切り取りました。ほんの少しで検査するのです。それで検査できるのです。ＭＳＴでいつもどおり検査しなさい。「先生、警察ができないと言うものを、私たちができるわけないじゃないですか」「ぐちゃぐちゃ言わない。まず俺の言ったとおりしなさい。いつもどおりやりなさい。それで出なかったら私が考えるから。鑑定人だから良心に従って鑑定しますから」といった。汗を流しながら、いつもどおりやったら、いつもどおりピークが出た。出た瞬間に検査した人はグタッと倒れちゃった。傍にいた女の人が見て、「あれ？ 3 本、4 本出ていますよね」。2 本以上出たら、複数の人のＤＮＡ。簡単に出た。いつもどおりやったら、いつもどおり出ちゃった。

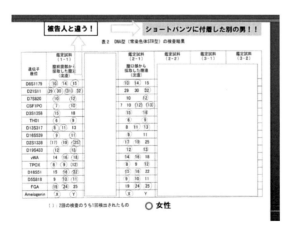

被告人のＤＮＡ型と違うよ。えっ、全部調べていったら全部違うぞ。誰のもの？ そのとき別に検査したショートパンツに付いていた別の男のＤＮＡ型と一致した。おい、これどうするわけ。
　鑑定書を作りました。

87

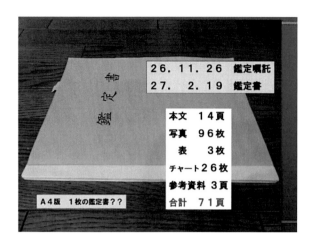

依頼されてから3ヶ月で、本文14ページ、写真だけで96枚、合計71ページ。警察の鑑定書は紙1枚。全然違います。ところが、新聞社が取材していたのですけれども、当日になってその新聞の人が、社長から電話があって掲載禁止、止まっちゃった。「週刊金曜日」にその一部始終を後日掲載した。

私が証人尋問に呼ばれましたけれども、その後に、なんと、突然福岡から電話かかってきました。

「押田先生、こんな大事な事件なのに、なんで、現地で何も報道されないのですか?」「その新聞が報道することになっていたのに、当日の朝になって社長から報道をやめろということでやめちゃった」と言ったら、「先生そんなことを許して良いと思っているのですか!」この記者は実は足利事件をずっと取材していた鈴木一生[29]さんと言うのですけれども、その人が福岡にいたのだ。「九州で大問題になっているこの事件なのに、なんでほかの新聞は報道しないのですか!」と言って怒り出した。こういうわけでした。「だったら1面には無理だけれども、社会面のトップに出してやる!」と言ってドーンと出した。

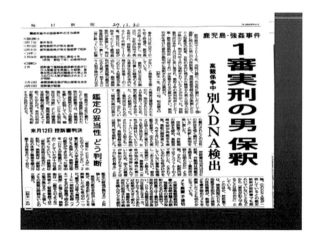

社会面トップ。一審実刑の男釈放です。別人のDNAが出たと書いてくれた。これを見てほかの新聞社もみんな後追いをするようになってきた。逆転無罪。鈴木一生さんのおかげですね。ですからマスコミ関係の人と、そういう事件の本当の報道、"マスゴミ"ではなくてマスコミ報道というのが大事だということがわかると思います。

あとからテレビ朝日もやってくれました。警察が鑑定不能というのに、簡単にいつもどおり出ている。そして別人のDNA型が出たということを報道してくれました。

---

29 鈴木一生:毎日新聞記者。福岡報道部、外信部兼政治部などを経て、2020年4月に北米総局へ着任。

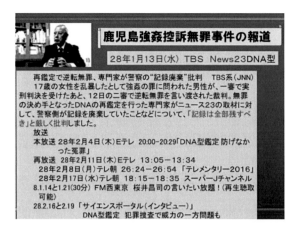

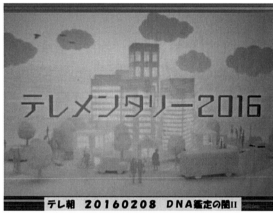

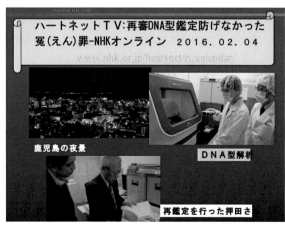

鹿児島の夜景

ＤＮＡ型解析

再鑑定を行った押田さ

　ＴＢＳでも報道してくれました。記録は全部残すべきだと言っているのに、全部の証拠がない。再検査ができないようにしているのではないか。いろいろ取材に来てくれました。それから布川事件の桜井さんの放送のところでも呼ばれて、ＤＮＡ型鑑定について１回しゃべってくれと言われて延々としゃべったら、１回では入りません。２回になりました。

　「テレメンタリー」にも出ました。それからなんと、ＮＨＫのＥテレですけれども、「ハートネットＴＶ」が30分番組をやってくれました。ＮＨＫは国に楯突いたら大変なことになることを上から言われているはずなのに、「あなた大丈夫なのですか？」と聞いたら、「あれは社会部の問題です。私たちは教育関連のものですから大丈夫です」と言って、30分間、延々と鹿児島で何が起こったのか、押田先生が言っていることはなんなのかということを丁寧に報道してくれました。物凄く良い取材していました。

　拘置所に入ったときに、被告人は本なんか１ページも読めなかった。それが努力してその後全部読みました。なんと、私が書いた本２冊も含めて差し入れされたものを、何ページに何が書いてあるというのをしっかり頭に入れていました。実はあとから見せてもらったら凄いです。ラベリングしているのですけれども、勉強するのだ、と。やっぱり刑務所に入って暇ですから、というのもあるのですけれども、現実は予想外の状況でした。

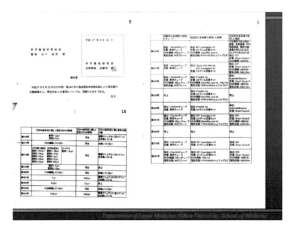

おかしな証拠を見つけました。「DNA鑑定型は、試料が微量だから検査できませんでした」と書いているのに、ある資料を見たら、「泳動していない」と書いてある。別な資料を見たら、使った機械の機種が書いてある。PCR増幅をABI9700でやったと書いてある。そして、電気泳動をABI3130でやったと書いてある。やっているじゃないの。微量だから検出不能と書いているけれどもウソで、DNA型鑑定をやっているのです。やったら別な人が出たので、これでは起訴できないからと言って不能にしたのではないかと、最悪の場合そういうことも考えられるということまで全部裁判で証言したら、それが判決に全部書いてある。この裁判官はすごいです。これをNHKが取材で確かめた。「泳動はしているのではないですか?」と聞いたら、「誤記載です。ここへ書いたのは間違いです」というのがオフィシャルな答えで放送された。NHKだけではだめだから、別な会社のテレビも行けと言ったら、「誤記載です」ということで、一件落着になっている。こんなことを許して良いのですか、ということになっています。

一旦メモを完成させていたら、その試料を全部適切に保管しておくべきだという通達が出ていたのですけれども、メモは廃棄しています。19歳だった少年が23歳になっていましたけれども、逆転無罪になりました。そのあと何が起こったかを調べてみると、色々なことがわかりました。鑑定依頼されて鑑定書を出したら、その直後から、「鑑定試料を早く返してください」と言われて、鑑定試料は裁

判所から返してくださいと言われない限り返さないのですけれども、鹿児島県の警察が何度も返してくれと言うので、しかたなく4月に返したら、その日になんと、大阪に持っていって再鑑定をしていた。それは全部、裁判官にも弁護士にも内緒にしてやっていた。これは裁判官として許さない、ということまで全部判決に書いてくれた。この高裁判決は凄く客観性があります。

(7) 宮城県犯人隠避事件

鹿児島だけですかと思っていたら、実は宮城県の犯人隠避事件も起こってきた。エアバッグの話ですから、皆さんにもこの前の時間にもちょっとお話ししました。エアバッグから出てきたDNA型は女性のDNA型です。そうしたら、運転者は男性なのに、女性が犯人を隠避したのではないかということになったのです。

懲役1年、執行猶予3年という判決が一審で出たので、なんとか仙台高裁でも証言してほしいという十河弘[30]弁護士の依頼で、証言しました。エアバッグに付いたDNAはエアバックに強烈に衝突するわけですから、付いたものを取り出して、別なDNAを付けて偽造をすることはできません、ということを証言したら、結果的に無罪判決が出ました。そのときに、もう一人の検察側鑑定人が、本当に法医学の知識がないということが

暴露されました。
「表皮剥脱」という字が違うのに気が付かない。DNAをオブテインで採取するというのに、「DNAを彫る」というふうに英語を日本語に翻訳している。これは放置できないと、一部始終をわかりやすく裁判官や見学している人たちにもわかるように、証拠を出したの

---

[30] 十河　弘：弁護士(1996年登録)。東北大学奇術研究会に所属。2020年4月より仙台弁護士会会長。日本弁護士会副会長。

ですけれども、これが一切報道されておりません。宮城の女性が逆転無罪になりました。あちこちで無罪が出ているのですけれども、残念ながらこれが全部教育になっていない。

（8）今市事件

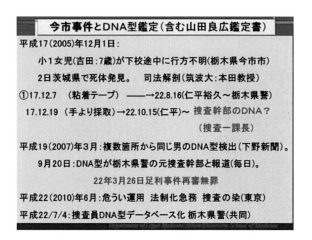

もう一つ、今市事件ですけれども、これもゆっくりと内容を検討いただきたいと思います。大きな点は何かと言うと、7歳の女児が行方不明になったのですけれども、これが栃木県の県境で発生し、死体が発見されたのが茨城県という、県境をあっちとこっちで死体が発見されると何が起こるか。男のDNA型が出たというので、犯人だと調べていったら、なんとそれが捜査一課長のDNA型だった。数年後に判明したので、もう一度捜査をやり直しだということになりました。

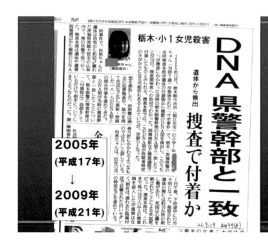

警察幹部のDNA型が出たということで、この2年間は捜査が全部間違っていた。こんなことやっていてはだめだろうねということで、DNA型の鑑定を間違ってやるようではいけない。しかも、本当の真犯人が捕まりました、と逮捕した日に刑事部長が記者会見をしましたが、この刑事部長（事件当時に機動捜査隊長）のDNA型も現場のDNA型に混入していたことが後日判明しました。そのあと、宇都宮地裁では裁判員裁判で無期懲役の判決が出たのですけれども、控訴審になったとき、強力な弁護士さんたちがつきました。

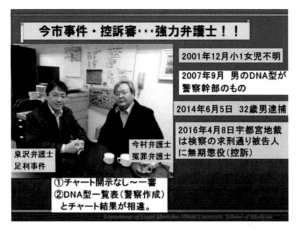

今市事件・控訴審・・・強力弁護士！！

2001年12月 小1女児不明

2007年9月 男のDNA型が警察幹部のもの

2014年6月5日 32歳男逮捕

2016年4月8日宇都宮地裁は検察の求刑通り被告人は無期懲役（控訴）

今村弁護士
冤罪弁護士

泉沢弁護士
足利事件

①チャート開示なし～一審
②DNA型一覧表（警察作成）とチャート結果が相違。

今市事件とDNA型鑑定（含む山田良広鑑定書）

平成17（2005）年12月1日：小1女児（吉田:7歳）が行方不明（栃木県今市市）

ア 26.4.17（資料56種）————26.9.26（山田良広）ミトコンドリアDNA型
イ 26.5.7（頭髪、口腔内細胞）→26.9.26（山田良広）核-Mt型
ウ 26.5.12（粘着テープ4片）———→26.9.26（山田良広）ミトコンドリアDNA型
・・・・・・・26.9.30 山田鑑定書3通のみ証拠開示
エ 26.5.19（警察官8人:口腔内細胞）→26.9.26（山田）阿部暢夫（刑事部長）のDNA型
平成26（2014）年6月3日 逮捕 勝又拓哉（当時32歳） 6月24日 起訴状
平成28（2016）年4月8日 宇都宮地裁判決、無期懲役

控訴 エレクトロフェログラム開示請求

平成29（2017）年5月19日 押田意見書（粘着テープのDNA型～科捜研2人のDNA型）
8月21日 押田意見書（Ⅱ）（山田4通鑑定書～警察以外のDNA型？）
平成30（2018）年2月6日 証人尋問（東京高裁、押田と関口証人）
1月30日証拠開示開示 同席

オ 26.5.19（警察官15人）——→26.9.26（山田良広）平澤〇平あり
カ 26.5.26（警察官5人）———→26.9.26（山田良広）岩本〇夫あり
キ 26.6.9（警察官5人）———→26.9.26（山田良広）岡安〇志あり
ク 26.6.16（女性等6人）——→26.9.26（山田良広）雨澤〇夫あり
ケ 29.8.1（警察官等40人）→29.10.17（山田）向〇透、鈴木〇明、笠原〇一あり

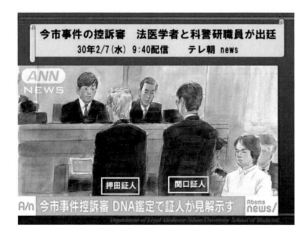

今市事件の控訴審　法医学者と科警研職員が出廷

30年2/7（水） 9:40配信 テレ朝 news

押田証人 関口証人

A/n 今市事件控訴番 DNA鑑定で証人が見解示す
news/

この泉澤章[31]弁護士さんというのは足利事件のときに関係した人です。もう一人の今村核[32]弁護士さんは見てわかりますように、同期生で横幅が一番大きかった。同期生で一番背がデカかったのが、あの鹿児島事件の高検の検事だった。今村弁護士さんは特に「冤罪弁護士」という本まで書いているぐらい、冤罪に取り組んでいます。この二人が出てきたために、大変なことになってきました。

一審の弁護士さんたちは十分に反論していないということで、今までのエレクトロフェログラムが開示されていなかったので、全部出せと言ったら出てきました。なんと、出てきたのですけれども、私が証人尋問の予定になっている1週間前の1月30日に新たに証拠開示されました。今まで表に出ていなかった。

7人の警察官のDNA型が検出されていたことが明らかになった。被害者の試料だと言っている中に出てくるのです。栃木県警と茨城県警の警察官も入り混じって、現場で何やっていた？ということになってきました。

そのへんを私と検察側の鑑定人が同席し、同じ場所にいて証言しました。

---

31 泉澤章：弁護士（第48期）。法政大学卒。日弁連人権擁護委員会第1部会（再審・誤判）部会長。
32 今村核：弁護士（第44期）。東京大学卒。日弁連全国冤罪事件弁護団座長。「冤罪弁護士」（旬報社、2008年）。

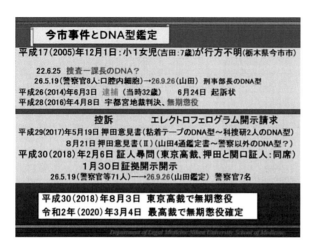

被告人と一致するＤＮＡ型が検出されていない。何故無期懲役になるのですか。誰のものかわからない型が複数警察官以外にも出ているのだから、それを徹底的に捜査するのが捜査機関ではないのですか。それをやっていなくて、何故無期懲役になるのですか、と証言したら、ポイされました。こういうたくさんの警察官の試料が出ているのに無期懲役、そして最高裁も無期懲役。これが日本の裁判の現状です。その後どうなっていくのだろう。これは現在進行中です。ですから、そのときに調べました。これは栃木県、茨城県だけの問題ではないなと思ったら、案の定他にも出てきました。

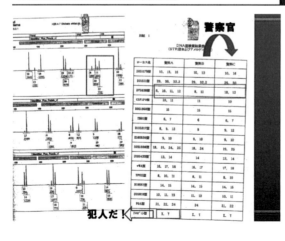

新潟県で今度は強姦致死被告事件なのですけれども、ＤＮＡ型が出ました。３本、４本出ています。出た、これが犯人だと言った。なんと、このＢとＣ二人とも警察官だったのです。真犯人のＤＮＡ型は出ていないじゃないか。警察官は白骨の死体を調べるときに、手袋をして、そしてマスクはもちろんやっていました。どうしてこれでＤＮＡが付くの。ＡとＢ、それ以外の真犯人のＤＮＡ型出ていないのに無期懲役。おかしいでしょ、そう言ってもこれが現実です。実際、この被告人は窓から逃げ出したりしているのですけれども、だからと言って、ＤＮＡ型の証拠はあるのですかということです。即日控訴してもだめでした。そういうことで、今からでもまだまだ大問題になってきますよということです。

3. ＤＮＡ型鑑定とは

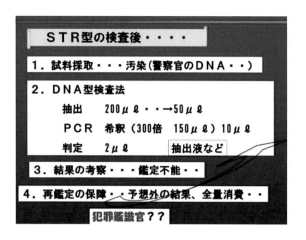

ＤＮＡ型鑑定とはなんですか。試料を採取するときに警察官が汚染してはいけませんよ。これは大原則なのに、現実では今市事件、そして新潟の事件でも、他でもいっぱいあるのではないかということです。ＤＮＡ型検査をするときに、抽出して微量なもので検査するのですけれども、そのときに検査の結果の考察をしっかりとしなければいけません。警察が鑑定不能だなんて、すぐ信じてはいけませんよということを言っているわけです。再鑑定の保障がされなければいけないのに、実際には全量が消費されているとか、試料が残っていませんというふうにしているのは良いのですか、そんなことでということになってきました。

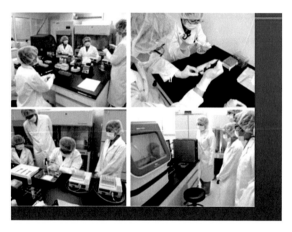

抽出液が残っているはずです。東電女性会社員事件のときに、なんと、抽出液が九十何種類プラス九十何種類、200種類くらい実は残っていて、それを再鑑定したらゴビンダさんではないということになって、だから無罪になった。しかし、そのあとで起こってきた色々な事件を見ると、鑑定試料もないけれども、抽出液は全部廃棄している。これが日本の現状です。こんなことで良いのだろうか。犯罪鑑識官というのが新しくできたのだから、この人が見るから良いと言っていますけれども、本当にそうでしょうか。弁護士のＤＮＡ型実習もやっていますけれども、一つひとつこうやって、ああやってこうやればこういうふうになりますよということを経験させています。

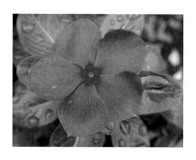

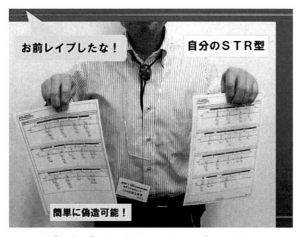

例えばこの弁護士さん、真面目な人ですけれども、DNA型検査を朝からやって、夕方になって検査が終了しました。片方が自分のDNA型です。ところがよく見ると、自分のDNA型に出る場合には1本か2本です。「てめえレイプしたろ！3本出ているじゃないかよ！おまえやったろ！」。「俺やっていませんよ！今日朝から実習でここにいましたよ」「てめえ！だってレイプしたデータが出ているじゃないかよ！」いつの間にか彼が検査している最中に、DNAの抽出液にほかの女の子のDNAを混ぜた。簡単にでっちあげることができる。これを見た瞬間に、この弁護士さんは真っ青になりました。これをどうやって証明するか悩みました。真相究明は難しいです。

手術後に胸なめた罪に問われた医師、無罪判決 東京地裁

2019年2/20(水) 14:47配信 朝日

乳房の手術後に女性患者の胸をなめたとして、準強制わいせつ罪に問われた乳腺外科医の男性被告（43）に対し、東京地裁（大川隆男裁判長）は20日、無罪（求刑・懲役3年）とする判決を言い渡した。被告側はDNA型鑑定などや被害女性の証言の信用性を疑問視し、一貫して無罪を主張していた。

被告は2016年5月、非常勤で勤めていた東京都足立区内の病院で、女性の右乳房からしこりを摘出する手術を実施。執刀後、カーテンで仕切られた4人部屋のベッドで、全身麻酔から覚めかけた女性の左乳房をなめるなどしたとして逮捕・起訴された。

公判の争点の一つは、女性の左乳房から採取したとされる微物が、被告がなめて付着した唾液（だえき）と言えるかどうかだった。検察側は、警視庁科学捜査研究所のDNA鑑定などをもとに、微物は被告の唾液で、量もなめ回すほどの行為でなければ検出されないほど多いと主張した。(阿部峻介)朝日新聞社

手術後に胸なめた罪に問われた医師、無罪判決 東京地裁

2019年2/20(水) 14:47配信 朝日

2016年5月、乳房の手術後に女性患者の胸をなめたとして、準強制わいせつ罪に問われた乳腺外科医の男性被告（43）に対し、東京地裁（大川隆男裁判長）は20日、無罪（求刑・懲役3年）とする判決を言い渡した。

検察側は、警視庁科学捜査研究所のDNA鑑定などをもとに、微物は被告の唾液で、量もなめ回すほどの行為でなければ検出されないほど多いと主張した。

↑

大川隆男裁判長は科捜研の手法に対し、「適切な器具を用いて進められ、証拠能力を失わない程度には科学的証拠としての力があり、ねつ造までは疑えない」とした上で、「（試料などを破棄したことは）　妥当性を検証する手段を失わせ、誠実性を疑わせる」と指摘し、‥‥

同じように手術後に胸を舐めたかどうかということで、DNAが唾液由来かどうか。唾液のDNAが山ほどあるというふうに主張しているのですけれども、実際に現物を見なければいけませんよということです。コピーではだめです。必ず原本のチェックですよ。写真もネガを見なければいけません。それから、このエレクトロフェログラムも、コンピュータの中がどうなっているかを見ければいけませんよということを教えているわけです。当時の弁護士さんは何を言っているのかわからないが、わかったふりをしていたわけです。ところが現実の事件になって、原本を確認しないと師匠に怒られるということに気が付いた。そこでこの事件のときに原本を見に行ったら、なんと、ビックリ仰天。鉛筆書きをしていて、9ヶ所消したり書き直したりしていた。二人の弁

護士さんが行って、そのときもう一人の弁護士さんは検察官と世間話をしながらあっち向いてホイとやっていた。こっちは一生懸命見ながら、パチャパチャと写真を撮ってきた。

　「何も今日は収穫がありませんね」と帰ってきた。裁判所で「マークシートを鉛筆で記入して、消しゴムで修正しています」と明らかにした。もう検察官も慌てて透かしてみたりなんかして、物凄い証拠です。これによって一審は無罪になったのですけれども、残念ながらその後新証拠は何も出てきていないのに、検察が控訴して有罪になっている。これが日本の裁判の現状です。

　さあ、DNA型鑑定ってなんでしょうか。今日の最後です。これはインターネットに出ていましたけれども、DNA、deoxyribonucleic acid。これをDNAと言うのですけれども、これではわかりにくいということで、素人にわかるようにと言ったら、なんと、D（どこへ）N（逃げても）A（足が付く）。これをDNAと言うのだとインターネットで記述していました。凄いねと思って、これは使わせてもらおうと思って、出典はここに書いてあ

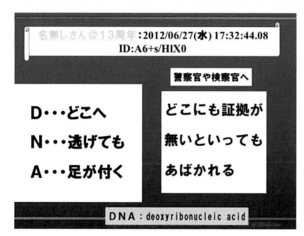

ります。人はウソをつくかもしれないけれども、DNAのブツは、モノはウソをつくことはできないのだ。だから警察官や検察官、あっち触りこっちしゃべりまくって、唾液だらけにしているのではないの。それに対してDNAとはどうか。DNAのD（どこにも証拠が）N（無いと言っても）A（暴かれる）というのが、私がつくったものです。これよりも良いのがあったら、どうぞ教えていただきたいと思います。

　今日はこのくらいにして、DNA型鑑定の応用編を終わりにしたいと思います。ご苦労さまでした。

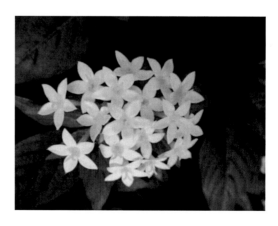

押田先生の最終法医学講義を受講して

　押田教授とは、埼玉県立熊谷高校の同級生で、他の生徒とは異なり青春を謳歌した自分でした。

　当時は山に登ることが好きで、有名な山に登ることに挑戦していました。その時に同級生の登山事故が発生し、その後始末をしていた時に先輩と交流ができました。

　大学ではラグビーを４年間続けていたことが、その後の会社員として有効でした。サッカーと異なり、「紳士のスポーツ」と呼ばれるラグビーでは、試合が終了すると、「No Side（ノーサイド）」と言われ、試合が終われば敵味方や勝者と敗者の区別も関係なく、お互いの健闘を讃え、同じ仲間だ、というラグビーの精神に由来するといわれます。また、ラグビーでは，「One for all，All for one（ひとりはみんなのために、みんなはひとりのために）」ともいわれ、組織を作る方法とされています。この人のつながりが社会人になって営業の場合には強烈な人脈となったのです。

　妻の乳がんが再発した時にも、高校の同級生が日本大学で二人教授になっており（外科と法医学）、人脈の重要さを痛感しました。

　平成４年から令和２年まで、押田先生の出版記念会が８回行われ、小生が６回司会をさせていただきました（第Ⅰ巻32頁参照）。特にＤＮＡ型鑑定に関する歴史の進歩の速さを実感しました。日航機事故を機に急速な進歩が事故（医療）や事件（再審）などの解決に発展したことに感銘を受けました。

　社長を継続していましたが、心臓病を理由に社長を辞めた時に、押田君から神楽坂法医学研究所の顧問になれと言われ、何もわかりませんでしたが、同級生の依頼なので何気なく引き受けてしまいました。その関係で、50〜60年ぶりに法学部やロースクールの講義を受け、神聖（新鮮）な感じがしました。

　今回の最終講義には何回か参加させていただき、今後多数の方々にも内容が伝わることを願わずにはいられませんでした。

松田　亨

第十一・講義

医療事故

1、医療事故とは

(1) 医療とは

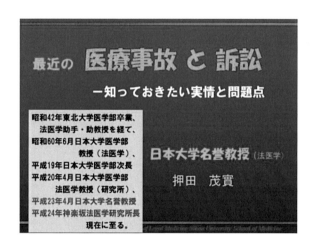

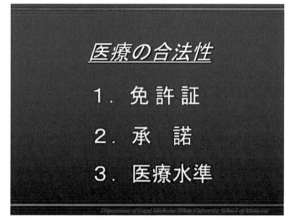

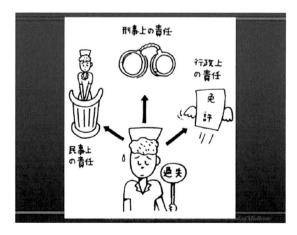

　本日は「医療事故と訴訟」について、皆さんに「知っておきたい実情と問題点」ということで話をいたします。

　最初に医療事故とは何かということですけれども、最初の時間にお話しましたように、法医学では3つの大きな分野を抱えております。一つは司法解剖、それから親子鑑定、そしてもう一つが今日話す医療紛争の鑑定でありまして、実はこの医療に関するトラブルについて、私はずっとライフワークとして仕事をしております。

　医療は合法的に行われております。そのためには3つの条件が必要です。一つは免許証を持った人しかやってはいけない。例えばお医者さん、看護師さん、全部免許を持って仕事をしています。それからもう一つは、現在の医療水準で診療しなければいけない。過去の古い知識で患者さんを診療してはいけない。もう一つ、患者さんが医療の内容を承諾している。この3つの条件の一つでも欠けていると、それは医療ではないということで、違法なものとして、これは場合によったら刑事罰を受けることになります。実際には手錠をはめられて逮捕されるかどうかという刑事上の責任。それから損害賠償金をいくら払うかという民事

上の責任。それからもう一つは、せっかく手に入れた免許が剥奪されるかどうか。あるいは勤務しているわけですけれども、そこの職業を免職になるかどうか。こういう3つの刑事上の責任、民事上の責任、そして行政上の責任というのが問われます。これ以外にマスコミで報道されて、隣近所の噂になったりすることもあります。

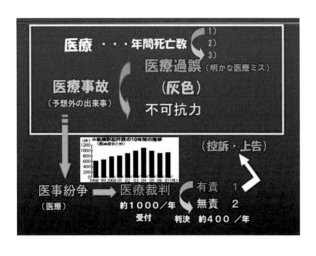

さあ、医療ってなんだろう。以前の時間にお話しいたしましたけれども、年間に100万人を超える人が死んでいます。その死因はなんだったでしょうか。一番目、がん。これは圧倒的に多く3分の1。二番目、心臓の病気。三番目は年代によって違います。昔は脳疾患だったのが、それが肺炎になって、今度は何になったでしょうか、老衰です。こういうことを考えてゆかなければいけない。世の中は過去の知識だけで見ていてはいけないということを皆さんにもお話ししたつもりです。

　そこへ予想外の出来事が起こった。例えばお医者さんに診てもらいたいと思ったら、急に死んでしまった。なんでとなった場合に大きく3つに分かれます。一つは明らかな医療ミス。これは医療過誤と言うこともあります。それからもう一つは、がんだったのだから仕方がない。心臓の不整脈があったのだからしょうがない。これを不可抗力と言います。病気のために死んでいる。その医療過誤と不可抗力の間には、大きい分野の灰色の部分があるわけです。この灰色をどう見てゆくか。これを見るのが結構難しいです。予想外の出来事が起こりますと、医療に関して紛争が起こる可能性があります。患者さんが納得できない、あるいはご遺族が納得できないと言って、病院やお医者さんを訴えるというような場合が出てきます。

　実際にどのくらい医療に関する裁判は起こっているのだろうかと見てみると、大体年間に1000件ぐらい受け付けられています。2004年ぐらいをピークにして、少し下がってきていますけれども、1000件ぐらいの医療に関する裁判が起こっていたわけです。結果的にどうなるか。3分の1がお金を払い、あるいは責任がある。3分の2はお金を払わなくても良い、あるいは責任がないとなっている。その判決は訴えた1000件で、全部判決が出るわけではないのです。400件ぐらいの判決が出ています。しかしこれで終わりではないのです。一審の判決が出て終わりではなくて、控訴・上告されてゆきます。長いものは延々30年以上裁判をやっているケースもあります。

(2) 講演と具体的な医療事故

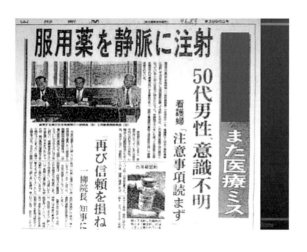

そういうなかで、ちょうど今日テーマにしているのが、県立病院で起こったのですけれども、服用する薬を静脈に注射してしまったのです。起こったのは山形県の県立病院です。ところが山形県で起こったと言っても、東京の人たちは、山形ってどこだっけという感じです。山形と言えば今の時期はさくらんぼが非常においしい、そういう時期だったのですけれども、さくらんぼだけの話ではなくて、これは物凄く教訓的な事件だったので、これをテーマにしてくわしく話をいたします。

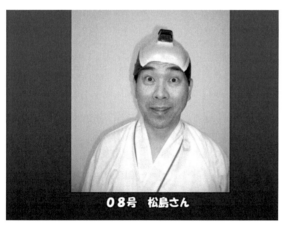

色々な大学病院に頼まれて、劇の再現ドラマもやっております。例えばこの「劇団えがお」。えっ、どんな人の笑顔なの。実は松島さんという人が、こういう笑顔をしていた。この人が何したのというようなことで、皆さんが見ている前で劇をやって見せるわけです。

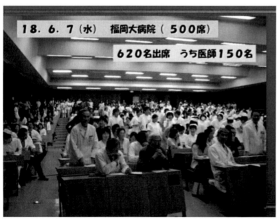

見てください。後ろで立っている人、何人いると思いますか。

福岡大学病院の大講堂は 500 席なのですけれども、立っている人だけで 100 人を超えている。もう座る席がない超満員になっていました。これが、私がやっていた再現ドラマを含めた医療に関する講演会の様子です。凄いです。

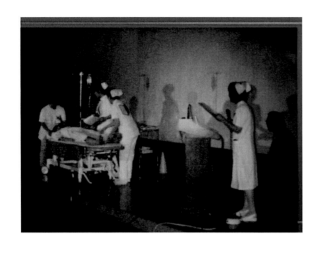

そして目の前では、こういうふうにして、看護師さんたちが本当の再現ドラマをやる。架空の劇ではないのです。点滴器具等も全部本物で劇を再現します

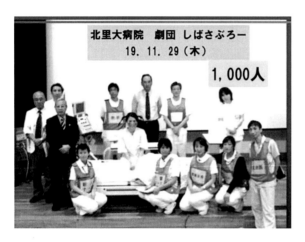

北里大学病院にも呼ばれまして、北里柴三郎がつくったので、「劇団しばさぶろー」という人たちが頑張りました。1000人集まった。その日に職員は1000人ちょっとしかいないはずなのに、お医者さんと看護師さん。それが1000人集まった。1ヶ所で入りきれないというので、ビデオで中継して3ヶ所同時中継して、やっとみんなが観られた状況でした。

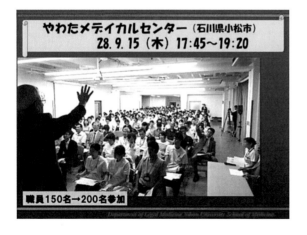

石川県の病院に行ったときにはビックリ仰天しました。職員が150名しかいないのに、200名の人が参加した。つまり隣近所の病院の人たちも、みんなそういう機会がないと言って来てくれて、後ろを見たらわかりますように、立ったまま2時間の講演を聴いていたのです。

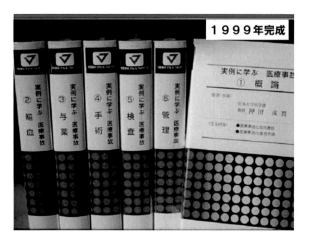

今日は具体的な医療事故について話をしてゆきます。実際に再現ドラマができない場合もありますので、私は、これはビデオをつくったほうがいいなと思いまして、ビデオを最初に6本つくりました。医療事故に関する今日お話しするような概論、それから事故が多い輸血、薬をあげる与薬、それから手術、検査、それから色々な医療管理、医療に関する管理の問題。こういう6本のビデオをつくったのですけれども、この当時こういう医療関係のビデオというのは物凄く高い。1本5万円したのです。6本と言ったら30万円もするので、これではちょっと高すぎると思って、安くすることにしました。出演する日本大学の人たちにはギャラはいらないから、テレビ朝日系ですけれども、テレビ朝日のボールペン1本ずつあげれば、ギャラを全部なくして、それから私の著作権も全部放棄して、そして3万円でなんとかつくろう。そこで、3×6、18万円で売れるように作成しました。絶対売れないだろうと思っていたらとんでもないことが起こりました。これをつくった直後に大きな医療事故が連続して起こりまして、マスコミで報道され、このビデオが飛ぶように売れて、これをつくった会社は大儲けをしたのですけれども、私には一銭も入りません。著作権をよく知らなかった。

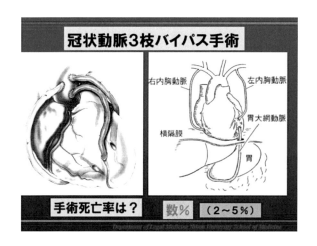

患者さんの話ですけれども、これは冠状動脈3枝バイパス手術というのを受けていた。これは難しい手術です。普通だったら生きられない病気なのですけれども、この当時はこういう手術ができるようになってきました。手術した場合に死亡する率はどのくらいだろうか。これを聞くと3割とか5割とか言う人がいますけれども、3割、5割死ぬのを手術したら、お医者さんはとんでもないことになってしまいます。実は数%。そこまで技術が上がってきていたわけです。2～5%ぐらい。日大の場合は2%でした。手術は成功しました。そのあとどうなったのだろうか。ここで今日はビデオを見ていただきます。どうぞお願いします。

ナレーター：ではここで、実際の公立病院で起こった、ある医療事故を再現したドラマを
ご覧いただきます。この場合、医療事故の原因はどこにあったのでしょうか。法的な責任
はどうなるのでしょうか。ドラマを観ながら皆さんも考えてください。では、どうぞ。

　ここは、ある公立病院の外科病棟です。心臓の手術をした54歳の会社員。ここでは仮に
山田一郎さんとしておきます。山田さんは順調に回復していましたが、十二指腸潰瘍で出
血したため、トロンビンを散布して止血することになりました。

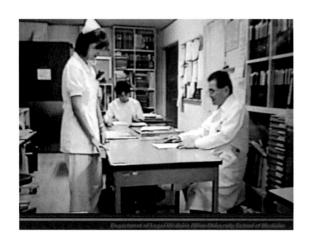

医師：33号の山田一郎さん、一応
　　　禁食にするからIVH[33]を入
　　　れてトロンビンの内服をし
　　　てもらおうかな。
看護師：はい。先生わかりました。
　　　じゃあ、指示票にお願い
　　　します。
医師：それではマーロックス80ml、
　　　アルサルミン8g、トロンビ
　　　ン4バイアル、これをV4、
　　　毎食後と寝る前。

看護師：はい。トロンビン1バイアルを一日4回、毎食後と寝る前ですね。わかりました。

医師：じゃあ、お願いします。

看護師：はい。

ナレーター：この病院では、医師の指示をワークシートに書き写していました。

看護師：一回に4バイアル入っちゃうと困るから、1バイアル（1V）と書き加えておいた
　　　ほうがいいわね。
　　　はい。じゃあ、申し送り始めます。33号の山田一郎さん。マーロックスを20、ア
　　　ルサルミンを2.0、トロンビンを1バイアル7時にお願いしますね。わかりまし
　　　た？　オオガワラさん。

看護師2：はい。

ナレーター：新人看護師のオオガワラさんは、7時になったので山田さんの所へ与薬に行

---

[33] IVH：中心静脈栄養。心臓近くにある太い静脈に水分・電解質、栄養の補給の点滴を行う方法。

　　　　きました。
看護師2：山田さん、どうですか？

山田：大丈夫です。

看護師2：えーと、山田さんはIV[34]ね。IVといったら静脈注射よね。トロンビンを注射す
　　　　ればいいのだわ。トロンビン、IV、間違いないわ。じゃあ、お薬入れますね。
ナレーター：オオガワラさんがIVHにトロンビンを注射すると、山田さんはショック状態
　　　　になり、全身に痙攣が出現しました。

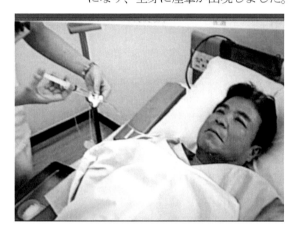

看護師2：山田さん、どうしたので
　　　　　すか？　山田さん、大変
　　　　　だわ！さっきまで元気だ
　　　　　ったのに、どうして？
　　　　　先生呼ばなきゃ。先生呼
　　　　　ばないと！
看護師：なに？　どうしたの？

看護師2：あの、えっと…。

ナースステーション：どうしまし
　　　　　　　　　　た？
看護師：すぐネギシ先生呼んでく
　　　　れる。

ナースステーション：はい。わか
　　　　　　　　　　りました。
看護師：なにがあったの？

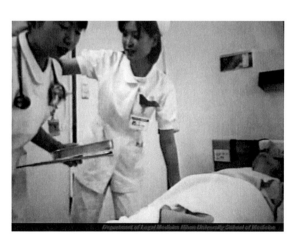

看護師2：トロンビンを静脈注射
　　　　　したら急に。
看護師：なんてことしたの！ワー
　　　　クシートには内服と書い
　　　　てあったはずよ。
看護師2：このIVは静脈注射じゃなくて、1バイアルのトロンビン内服だったのですか？

看護師：そうに決まっているじゃない。

────────────────────

[34] IV：Intra Venous　Injection（静脈内注射）の略。1バイアルとIVは間違えやすい。

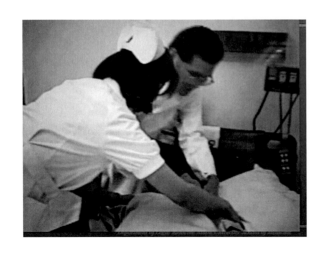

看護師2：そうですよね。

医師：どうしたの？　バイタル
　　　は？

看護師：はい。血圧測れません。
呼
　　　　吸ありません。

医師：とにかく気道確保して。

看護師：はい。

医師：アンビュー[35]持ってきて。

看護師：はい。

医師：それから気管内挿管の準備も。

看護師：はい。

医師：おい。心臓マッサージだ。

看護師2：はい。1、2、3、4、5。プシュ。1、2、3、4、5。プシュ……。

ナレーター：懸命な心臓マッサージで30分後、心臓は拍動を開始しましたが、急性循環不
　　　　　　全と血管内凝固症候群、低酸素脳症が残り、山田さんは意識不明のまま3ヶ
　　　　　　月後に死亡しました。

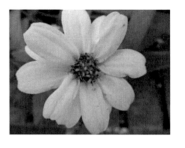

---

[35] アンビュー：患者の口と鼻から空気・酸素を送り手動の装置。

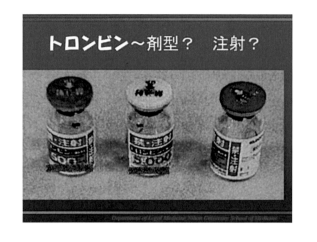

こういうようなビデオをつくったわけです。このトロンビンという薬ですけれども、普通は注射ですけれども、今回は胃や十二指腸から出血したりしているということで、内服という指示を出したわけですけれども、それを「4V」と書いた。「4V」だと4倍になっているわけですから、その4分の1、「1V」と書いた。上司の看護婦が書いた「1V」というのを、新人は何も知らないから、「IV」と読み間違えた。だから静脈注射をした。トロンビンはいつも静脈注射しているということで、静脈注射してしまった。そうしたら、血液が固まってしまう薬ですから、それで状態が急激に悪化してしまったということです。

問題1　次の医療事故の医師・看護婦の刑事責任（懲役・禁錮・罰金）、民事責任（損害賠償・の有無、あるとすれば誰がいくら支払う）、行政処分（免許取消・業務停止・免職など）はどうなるか？		
某日、県立N病院で54歳の会社員が、「冠動脈三枝バイパス術」の手術を受けた。2週間後に吐血、胃カメラで検査し、ストレス性十二指腸潰瘍と判明し、直接「トロンビン」散布、止血した。その後、医師より毎食後「トロンビン」4Vの指示が出された。引き継ぎを受けた看護婦（24）が、夕方「トロンビン」を誤って静脈内投与し、患者はショック状態、低酸素症などとなり、3か月後死亡した。		
	トロンビンを指示した医師	トロンビンを静注した看護婦
刑事責任		
民事責任		総額：
行政責任		

そこで皆さん方には、概要を書いたものを試験問題として配っておりますので、これを5分間でこの6つの欄を埋めていただきます。例えば今のように担当医からは、毎食後トロンビンを4V、一日4回という指示が出されたのに、引き継ぎを受けた新人の看護師さんは、夕方になってトロンビンを誤って静脈内に入れた。静脈内に入れたら即効きます。患者はショック状態になって、低酸素症などになって3ヶ月後に死亡した。54歳の働き盛りの会社員です。こうなった場合に刑事責任、民事責任、行政責任はどうなるのだろうか。トロンビンを指示したお医者さんの場合。それからトロンビンを実際に静脈注射してしまった新人看護師さんの場合。一番上に書いてありますように、刑事責任というのは、懲役・禁錮・罰金の中から選んで、懲役だったら何年、罰金だったらいくらとそこへ書いてください。それから民事責任は損害賠償の有無。有るとすれば誰がいくら払うか。病院が総額でいくら払う。そのうちお医者さんと看護師さんはいくら分担するか。そういうことを書いてください。それから行政責任、行政処分とも言いますけれども、これは医師免許、看護師さんの免許取消、あるいは業務停止、あるいは県立の病院ですけれども、免職、クビになるかどうか。こういうことを書いてください。ということで、試験を5分間でやります。

私の講演を聴いた人はただ聴いていれば良いと思っていたら、突然試験になるので、み
んな驚きますけれども、とにかく自分で6つの質問に答えを書いてください。書き終わっ
たら隣近所の人を覗いてください。今日はカンニングオーケーです。特に隣に部長さんと
か、看護師長さんがいたら、よく覗き込んでください。この人は看護師長さん、管理職と
してふさわしいかどうかということが、今日の試験の結果でわかります、と言ったら、も
うみんな真っ青になって、必死になって書いてゆくわけです。この試験を5分間でやりま
す。

　そこで先ほどの映像に出てきましたけれども、根岸七雄[36]先生というのは、同じ熊谷高校
の1年6組の時の同級生です。実は50人の中に外科の教授と法医学の教授が同じ大学で
教授になっている。これは世界で初めてです。ですから根岸先生と友達ですから、ギャラ
はないのだけれどもやってくれと言ったら、いいよと言って無料で全部やってくれた。日
曜日に映像を撮っているのです。普段は患者さんを診ているわけですけれども、消毒とか
全部患者さんにやっているとおりに再現ドラマはやるのです。

　根岸先生が来たとき「バイタルは?」と聞きました。これは基本です。どのように生き
ているのと聞いたら、心臓止まっています。脈がありません。それから、呼吸していませ
ん。そういうことで、すぐ根岸先生が何をやったか。皆さん覚えていますか。根岸先生が
入ってきたとき何をやりましたか。「バイタルは?」と聞いたあとに何をやったか。これが
最初にお医者さんとしての医療水準があるかどうかなのです。

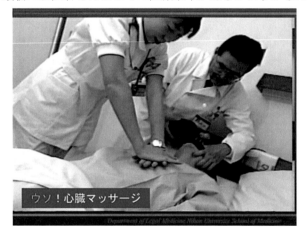

ウソ!心臓マッサージ

　ただ演技をやっているのでは
ないのです。気道を確保してい
るのですが、その前にやってい
ます。実は行ってすぐに枕を外
して気道確保した。これはお医
者さんとして100%オッケー。次
に機械持ってこいよと言って、
持ってきたあとに何と言ったか。
心臓マッサージしろと言った。
心臓マッサージやっていました
か。やっていませんよね。あれは
やったふりをしている。

　本当は胸骨部を5cm沈まなければいけないのですけれども、本当にやったらこの患者さ
ん役やっている人が、大ケガをしてしまうので、これはやったふりをしていいよ。ただ問
題は、肋骨が折れるかどうかではないのです。押しているときに、1、2、3、4、5とやった
ら、先生がプシュッと呼吸をやった。これで良いのですか。

---

[36] 根岸七雄：日本大学心血管外科学分野教授。日本大学医学部　次長、日本大学医学部付属看護専門
　　　学校 校長。武蔵野総合病院 名誉院長。

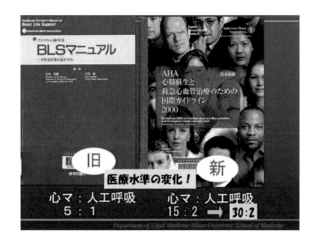

現在の医療水準に合っていますかということです。実は心臓マッサージと人工呼吸のやり方が5：1だった。この事故当時は心臓マッサージ、15回やって人工呼吸2なのです。今では1分間に人工呼吸を実は100回やれというふうに変わっている。だからこのビデオをつくった当時は古いやり方ですから、5回やったふりをしてプシュッとやったふりをしていたのですけれども、これではいけないよということにまず気が付かなければいけない。そういうふうなビデオのつくり方をしています。このように医療水準が変化しています。古い医療水準で患者さんを治療してはいけませんよということの、典型的な一つのパターンなのです。これも今では30：2とか、100回やって考えるとか、色々変わってきました。

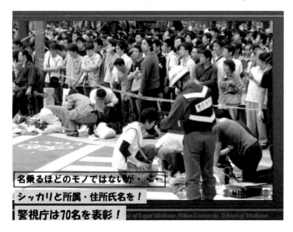

例えば、秋葉原の事件というのがあります。何があったか。みんながいる所に車がバーッと入ってきて、色々な人が倒れてしまったときに、そこにいた人たちがみんな一生懸命こうやって助けました。そのときに必ず聞かれます。「あなたはどこの病院の方ですか？」たまたま四国から出張で来て、産婦人科の学会をサボって、アキバに買い物に来ていた医師がここにぶち当たって助けたのですけれども、全国中継で産婦人科学会に来ているのにサボったということがバレてしまった。だけど、患者さんを助けたということで、良かったのです。そういうときに、「名乗るほどの者ではないが…」と言いながら、絶対にしっかりと所属と名前を書いて残してこなければいけません。なぜだと思いますか？　表彰状を受けるときに差支えが出るからです。だからこのときに70名の人が表彰されましたけれども、実は数名の人は、「私は名乗るほどの者ではない」と言ったために、表彰状をもらい損ねてしまった人がいます。ですから学生に教えるときには、必ず「名乗るほどの者ではないですけれども…」と言いながら、しっかりと日本大学医学部誰々と書いてくるのだよということを教えてあります。

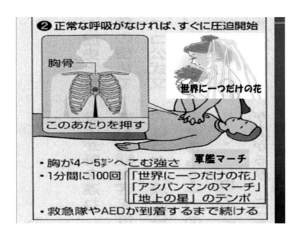

さあ、そこで次の問題です。この心臓マッサージをやるとき、胸骨の真ん中あたりに手を置いて、体重をかけて5cmぐらい圧迫するのですけれども、そのときにバック音楽が実は大切です。バック音楽で良いのは、この当時はやっていたのは「世界に一つだけの花」、この音楽に合わせて心臓マッサージをやると間違いがない。もう一つは「地上の星」。そういうのが嫌だという人は、「アンパンマンのマーチ」。皆さん「アンパンマンのマーチ」わかりますか。あの歌を歌いながらやると、大体1分間に100回やるともう疲れちゃって、すぐ交代する人がいないと困ります。あなたは今「地上の星」でやっていますね。次は「アンパンマンのマーチ」ゆきます。この人は人工呼吸法をわかっている人です。この3つの曲の名前を言った人はオッケーなのです。日本の場合、一番合うのは「軍艦マーチ」です。「まーもるも攻ーめるもくーろがーねのー」と。これがパチンコ屋で流れていますけれども、実は心臓マッサージをやるときの一番良いリズムなのです。

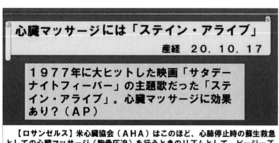

外国に行ったときには違います。「ステイン・アライブ」です。心臓マッサージには「ステイン・アライブ」です。これ、ウソだと思ったら大間違いです。これは、実は1分間に103拍なのです。この曲に合わせてやっていると1分間に100。だからさっきの軍艦マーチと一緒です。次の曲何やりますよと言ったら、その曲の名前を聞いた瞬間に、次の人に交代しても良いよということがわかるような世代に今なってきているのです。

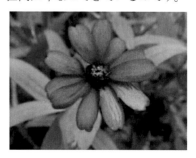

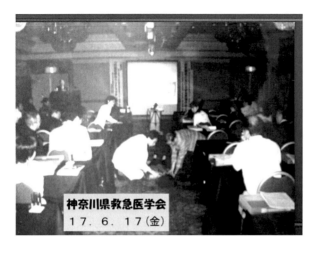

　私は色々な所で講演したとき
に、例えば神奈川県の救急医学会
という所で講演を頼まれたので
すけれども、ある人と打ち合わせ
をしていて、私の所へ書類を持っ
てくるふりして、そこへバタッと
倒れるのです。そうしたらもう5
秒以内に、救急医学の人ですから、
ダーッと寄って「おい、大丈夫
か?」と言って、皆さん合格です。
これ実は劇ですと言ったら、みん
なぶったまげるのですけれども、
私はそういうことをいつもやっています。昭和大学の泌尿器科に行ったときもそうですけ
れども、急に歩いてきた人がバタッと倒れたら、周りの人がすぐ立ち上がって助けようと
した。おまえたち合格だよ。こういう空理空論ではなくて、実際に起こったらどうなるの
かということを教えるのが私のやっていた仕事です。

2. 医療事故と裁判

(1) 3つのポイント

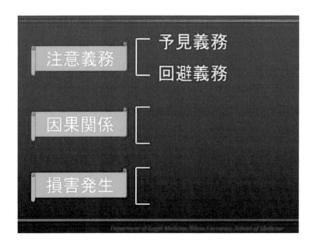

　「医療事故と裁判」ですけれど
も、裁判になってくるときに考え
なければいけないことがいくつか
あります。3つのポイントがある
のです。一つ目は注意義務。注意
義務というのは、予見義務と回避
義務に分かれます。つまり予見義
務というのは、この人はこういう
病気になっているから、この人は
死にやすいねとか、放っておいた
らだめだよねとかいうことをわか
ること。それから悪い結果を避け
るために、どの薬をあげるべきか。どういうふうに救急措置をすべきか。この予見義務と
回避義務は基本であります。これは医学部では必ず教育されます。

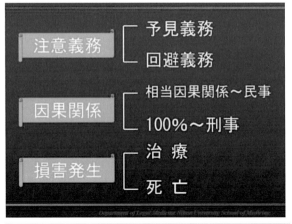

その次、二番目が問題で、因果関係です。もう一つの損害の発生は、治療に何をするかとか、死んじゃったらどうするかということですから、それはなんとかわかります。大きな問題はこの因果関係のところです。実は医学で考えている因果関係と、法律関係の人が考えている因果関係が全然違うということです。例えば民事裁判では相当因果関係というのが問われます。これについてしゃべれと言ったら、10 時間でも 20 時間でもしゃべりますけれども、今日はそういう場所ではなくて、これはふりがなを振れという問題なのです。簡単ですよね、相当（ソウトウ）。ところが、因果関係のところに「インガカンケイ」と書いた人はダメです。相当因果とはソウトウイイカゲンナ関係とふりがなを書いた人は、私の講義を聴いたことのあ

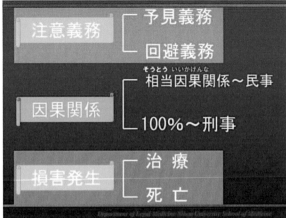

る人です。「えっ、押田先生は何を言っているの？」それがあとの講義でわかってきます。ふりがなを振るときには、「そうとういいかげんな関係」というふうにふりがなを振る。

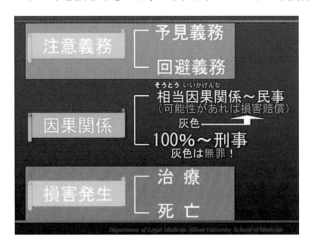

なぜかと言うと、民事裁判の場合には、可能性があれば損害賠償金を払えということを言っているわけです。刑事裁判では 100％の因果関係がなければ無罪です。ここが全然違うのです。民事裁判の場合は 100％ではないのです。可能性があれば損害賠償金を払えというふうに判決が出る。つまり灰色は損害賠償金を払う可能性があるけれども、刑事裁判では灰色は無罪になる。100％無罪になります。

刑事裁判と民事裁判というのは、全然別な裁判です。裁判官が同じように見えるけれども、刑事裁判と民事裁判というのは、全然別なのです。

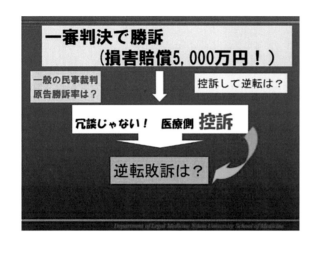

例えば、民事裁判の一審の判決で患者さんが勝訴と言いますけれども、例えば損害賠償金5000万円払えという判決が出ました。しかし、医療関係者はふざけんじゃないよ。俺たちは真面目にやっているよ、控訴！と控訴します。その結果どうなるか。逆転してお金を払わなくて良いとなる確率はどのくらいあるかこれが問題です。さあ、その前に聞いてみましょう。一審の民事裁判で訴えた原告は、何％ぐらい勝つのでしょうか。一番こちらの方、どのくらいだと思います？

——80%かな？

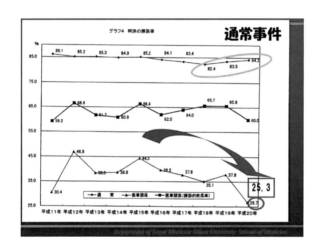

正解。そうです。大体80%ぐらいなのです。一般の裁判ですよ。だって、貸しているのに返してくれないわけだから。それでも全部勝てないのです。なぜかと言うと、あのとき一部返したじゃないかとか、証書がないじゃないかとかいうことも出てくるわけです。それに対して医療裁判の場合には4割、それがガタッと落ちてきて、今では2割になっています。一時4割ぐらい勝っていたのですけれども、今では2割です。なぜそうなったか。理由があります。一審で勝ったのに控訴審で負ける確率が問題です。普通の裁判ではほとんどないのです。一審判決が出たら、まず100%に近い95%ぐらい、新しい資料が出てくればひっくり返りますけれども、あとはひっくり返りません。

114

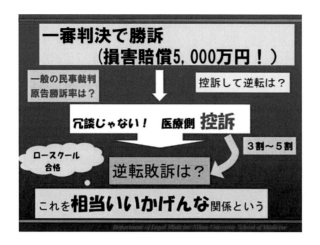

ところが医療裁判では、ひっくり返る確率が3割～5割。つまりやってみなくちゃわからない。相当いいかげんだよね。どの裁判官に当たるかによって結論が違うというのが、医療に関する裁判ですよということを私が教えています。これが相当いいかげんな関係です。医療の世界でそんなことは許されません。だから、この相当いいかげんな関係というのを、皆さんどうやって見たら良いのですかというところを、私は講義しているわけです。この答を書いた人はロースクールで合格です。相当いいかげんな関係と書けない人は、私の講義は聴いていないということがバレるわけです。

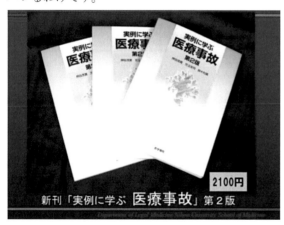

そのへんのことを書いたのが、このビデオをつくったときに出版した「実例に学ぶ医療事故」という本です。この本はめちゃめちゃ売れました。第3版まで出ていますけれども、これは予想外にみんなが欲しがっていた本だということがわかりました。

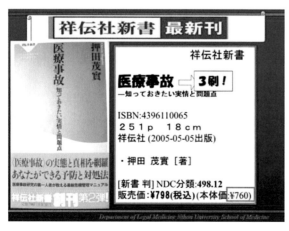

高い本だけではだめだというので、新書「医療事故　知っておきたい実情と問題点（祥伝社新書）」も出しましたけれども、こちらもどんどん売れまして、3刷までゆきました。本は出せば売れると思ったら大間違いで、最近では、本はあまり売れませんけれども、この医療事故に関する本はめちゃめちゃ売れました。

(2) ダブルライセンス

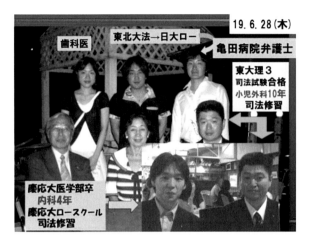

あるときに若い人と宴会をやりました。今はコロナ過で会食してはいけないのですけれども、この当時はやりました。実は私の講義を聴いていたロースクールの学生なのですけれども、歯医者さんもいましたし、東北大の法学部を出て日大のロースクールに来たミズヌマくんもいました。彼はその後亀田病院の院内弁護士になって、今一緒に神楽坂で弁護士をやっている人です。そのとき一緒にいた人、このやや太った人。どんな人だと思いますか？　わからないよね。わからなくて当たり前です。東大の理3（医学部）にいたのだけれども、試しに司法試験受けてみようと3人で受けてみたら3人とも受かっちゃった。「なんだ、司法試験なんて簡単だ」と言ったという。これを東大の理3と言うのです。3人受かったうちの一人はすぐに弁護士になって、赤門の前に事務所を開いた。もう一人は臨床のお医者さんになったのですけれども、この人はなんと小児外科医を10年やったのですけれども、もう外科医はいいやといって、今は弁護士になっています。こういう人、もう一人います。こちらは慶應大学の医学部を出て、大学院まで終わったのに、なんとロースクールに入って司法試験に受かってしまった。医学博士を持っている司法修習生になった。ちょっと待てよ。おまえ真面目にやれよって言ったら、慶應大学の法学部が放っておくわけありません。今慶應大学の法学部の非常勤講師になっている医師です。

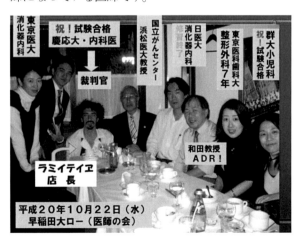

こちらの会はもっとすごいです。早稲田大ローの会。和田教授という人は有名な人なのです。隣の学生は日本医大を出て、消化器内科の医者になっていたのに、ロースクールに入ってきて弁護士になって、なんと国立がんセンターから浜松医大の教授になっています。手前の人は群馬大学の小児科医なのですけれども、司法試験合格。となりの人は、東京医科歯科大学の整形外科医を7年やっていた。左側の人は、慶応大学の内科医で、大学院を出て医学博士を持っているのに、なんと、慶

應大を出ているのに早稲田大のロースクールに行った。「何やっているんだ、おまえ。慶應大になんで行かないんだ、俺が講義しているじゃないか」と言ったら、「先生、慶應大学は英語の試験しかやらないのですよ。自分は英語が不得意だったところもあって、しょうがないからライバルの早稲田大に行きました」。めちゃめちゃ頭の良い人なので、「おまえみたいなやつは、もし司法試験に受かったら裁判官になれ」と言ったら受かった。私の命令で裁判官になりました。左側の人は、東京医大の消化器内科医。こういう人たちの会が早稲田大学ロースクールにできていた。この髭の人何やっているのですか。わかりますか？単なる店長です。こういうことがわからなければいけません。

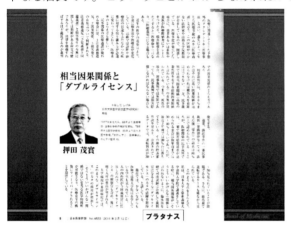

相当因果関係と「ダブルライセンス」
押田 茂實

プラタナス

私が日本医事新報に書いたのは、「相当因果関係と『ダブルライセンス』」。つまり医師免許を持っていて、ロースクールで司法試験に通ったらどうするか。少ないながらも医師で法科大学院に在学している学生が、今では20人ぐらいいます。そのうちの一人の内科医が今回裁判官に任官したので、次は私の命令で検察官にしてやろうと思っているのですけれども、残念ながら定年になってしまいました。

医師で司法試験合格者（受験を希望している法科大学院生）

☆早稲田ロー関係　　　和田教授（医療の裁判外紛争処理を専門）
・大磯義一郎先生（日本医科大卒、消化器内科、卒2修習終了）既婚
　　　　　　　　　　　→国立がんセンター　法務部→浜松医大教授
・神田知江美先生（群馬大卒、小児科、卒1、修習終了）弁護士
・吉岡正豊先生（慶應大医卒、透析医、早大ロー、合格）裁判官
　中井美智子（東京医大卒、消化器内科、ロー3年）
　野尻先生（東京医科歯科大、整形外科7年、ロー2年）
☆慶應大　古川俊治先生（慶應大外科）弁護士、ロー教授、参議院議員
・鈴木雄介先生（慶大医卒、内科・医学博士、慶應ロー既習）弁護士（医師）
☆東京大　　　　　　→慶應大法学部非常勤講師
・寺野　彰先生（東大41、消化器内科講師、獨協大教授）獨協大学長・理事長
・金光秀明先生（東大57、内科研修、平成元年司法試験合格）裁判官
　平成3東京地裁・福岡地裁小倉支部・岡山地裁・東京地裁・広島高岡山支部
・児玉安司先生（東大法卒、新潟大在学中司法試験合格）米英弁護士
　弁護士（東大医療安全管理学客員教授）
・大澤一記先生（東大理III司法試験合格、小児外科10年）弁護士（医師）
・米村滋人先生（東大理III司法試験合格、循環器内科）
　東北大法学部准教授→東京大法学部准教授
☆越後純子先生（筑波大平5卒、放射線科医、）金沢大准教授→虎ノ門病院　弁護士
△東北大　水澤亜紀子（平成元卒、内科医、司法試験合格）医療側弁護士

こういう人が出てきている。ダブルライセンス、これ非常に大切です。なぜかと言うと、医学の常識を持っていて、なおかつ裁判所に行ったときに違和感がある。どこに違和感があるかは全部俺のとこに言ってこい。誰々裁判官がおかしいというのだったら全部言ってこいということを教えているわけです。こんなにいて、増えています。

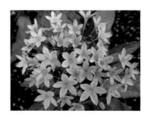

117

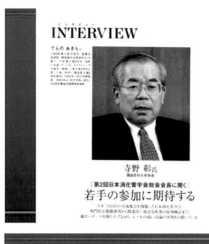

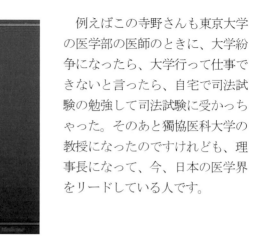

例えばこの寺野さんも東京大学の医学部の医師のときに、大学紛争になったら、大学行って仕事できないと言ったら、自宅で司法試験の勉強して司法試験に受かっちゃった。そのあと獨協医科大学の教授になったのですけれども、理事長になって、今、日本の医学界をリードしている人です。

この金光くんというのも医者だったのですけれども、独学で司法試験受かっちゃって、裁判官になりました。この人は広島と岡山のほうの裁判官になっています。

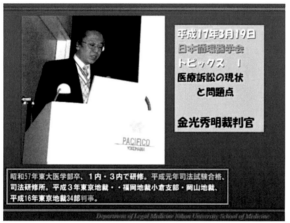

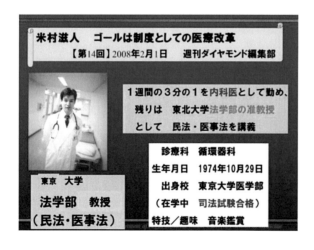

そこへ今度は米村くんという、とんでもない医師が出てきた。医学部の勉強しているときに、ついでに司法試験受けたら受かっちゃった。そしてなんと、私の母校の東北大学の法学部の准教授をしているというので、すぐ呼び出しました。「おまえは医者をやるのか？法律関係者になるのか？」と言ったら、「1週間の3分の1は内科医として勤務しておりまして、残りは法学部で准教授をやっております

す」。「おまえ、いい加減にしろ！どっちかにしろ！」と言ったら、当時の法学部長が東京大学出身の人だったので、なんと、東京大学の法学部の准教授になって、そのあと法学部の教授になっちゃった。今は本当に少ししか医者はやっていませんけれども、まだ医者も

やっています。こういう人が出てきて、このダブルライセンスの会というのを、今彼と私ともう一人代議士やっている慶應大学医学部出身の弁護士の古川俊治[37]さんと 3 人でやっているのです。私は実は医師免許は持っているけれども、司法試験は受けておりません。しかし、プロマジシャンという特殊な免許を持っているということで、一応ダブルライセンスということになっております。

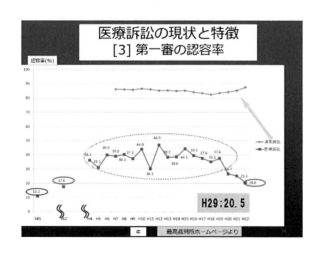

そうしているときに、次々とまだ出てきたのですけれども、米村くんが教授になりました。吉岡先生は三年目になったら「裁判官を辞めたい」。「だめ。10 年間はやれ、俺の命令だ」と言ったら、今年になって「先生、やっと裁判官辞めます。もう嫌だ。やってられない」と弁護士になりました。この人は将来たぶん慶應大学のロースクールの教授になるだろうと私は予測しております。

(3) 医療過誤

一般の裁判では約 80%勝つのに、なんで医療関係はガタッと低いのか。低いだけではありません。40%ぐらい一時勝っていたのですけれども、それがガタッと落ちてきまして、20%台に落ちました。しかし、よく歴史を見てみると、もっと前には 17.6%。もっと前、昭和 45 年頃には 11%しか勝っていなかった。現状だけを見ていてもだめなのです。歴史を見てみないといけませんということを私は教えております。平成 29 年も 20.5%。でも 17.6 はより低いし、11.1 はもっと低かった。

---

37 古川俊治：政治家、医師、弁護士。慶應義塾大学医学部、法学部卒業。法科大学院教授（医事法）及び医学部教授（外科学）、参議院議員 3 期。丸山記念総合病院医師一族の出身。

そういうなかで明らかな真っ黒けのけの医療過誤があります。

一つ目は異型輸血。O型の人にA型を輸血したら100％死にます。だめですよ。血液型が違うのを輸血してはいけません。真っ黒けのけです。次は薬を間違えて与薬する。静脈注射と指示されているのに、それを飲み薬にする。飲み薬だと指示されているのに、静脈注射する。だめです。それから違う薬を入れてしまった。だめです。

もう一つ、異物の残置。ガーゼを腹の中に置き忘れた。絶対許されません。それから左右を間違える、患者を間違える。これも絶対いけません。右・左という漢字は皆さんも知っている字ですけれども、実は大切なことがあります。書き順です。右という字は縦が先です。左という字は横が先です。こんなことも知らないで字を書いていて良いのですか。なぜだめかと言うと、早くいいかげんに書く人がお医者さんにいるのです。

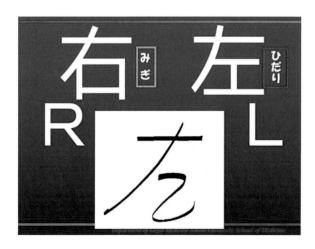

これを右と読むか左と読むか。右・左を間違えたら100％だめなのです。だからこう書く人がいるから、右・左という字はヤバいというので、医療の世界では右はRight、「R」、左はLeft、「L」と書くと言ったのです。ところが、ある所で講義しましたら、看護師さんから質問が出ました。「先生、Rってなんですか？」と質問された。わからないのです。確かに日本という国だから、日本という国で洋文字を使うのは良くない。「あなたね、Rは右だよ。ひらがなで書きなさい」と教えたら、わかりましたとみんな納得した。日本という国は、漢字を書いていけないなら、ひらがなを書けば良い。Rを書けと教えているところは頭おかしいのですよと言うと、やはり押田先生は日本大学、日本精神だと言われる。だから、みぎ・ひだりと書けば良い。2文字と3文字ですから、これを間違える人はいないわけです。100％大丈夫です。

右耳手術のはず…変だ

2004年1月27日　**読売**

2003春、病院手術室。耳鼻咽喉（いんこう）科助教授は、最初のメスを入れた直後、「おかしい」と感じた。患者の手術は右耳。ところが、実際は、左耳が上にされ、**すでに約4センチの傷ができていた**。そして、手術室内の配置が、左右反対であることに気づいた。幼児の傷は浅く、**すぐに縫合し右の手術を行い**、事なきを得た。

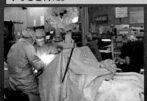

人工内耳の手術。右耳の手術では患者の右側に執刀医（左）が座り、左側に麻酔器と麻酔医がいる（右端）。事故が起きたとき、この配置が逆になっていた。

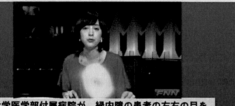

東〇大学医学部付属病院、緑内障の患者の左右の目を間違えて手術行う　FNN 20. 6. 12

東〇大学医学部付属病院が、緑内障の患者の左右の目を間違えて手術したことがわかった。東大病院によると、6日、緑内障手術を予定していた患者の左目を、消毒担当医が手術前に誤って覆ったことから、右目を手術してしまったという。消毒をせずに手術したため、感染症のおそれがあり、病院は、経過を観察している。患者は両目とも緑内障で、右目はあとで手術の予定だった。

ちょっと話はずれますが・・・

投稿者：匿名希望206/10/12_0000328320
閲覧人数519推薦数9不適切数1

漢字で左・右が汚い文字だとわかりにくいといってL・Rでの表記をするのが普通のようです。
（もっとも、書き順を覚えていれば汚い文字ほど確実に区別つくんですけどね。）

うちの病院では看護婦がレフト・ライトのどちらがLでどちらがRか区別できないので、ひだり・みぎと仮名で書くことにしました。

そうやっていない大学がありました。大学の名前は消しましたけれども、新宿の某大学。右・左を間違えて、左耳が上になっていたのでそこを切ってしまった。4cm切ってしまった。あれ、おかしいとなって反対側だと気が付いて、慌てて縫って反対側を手術した。これは100%だめです。ただ、表面だけ縫っただけですから、ラッキーだったと思います。

東京の某大学。緑内障の手術の左右の眼を間違えて手術してしまった。消毒担当医が手術前に誤って覆ってしまった。出ているほうを手術する。消毒しないで手術してしまった。そういうことで、この某大学を実はテレビで流されているのです。

漢字で右・左が汚い字でわかりにくいので、LとRを書いていますけれども、うちの病院では看護師さんがどっちかわからない場合があるので、みぎ・ひだりと仮名で書くことにしたと、インターネットで流れている。私が言っていることと同じことをこの人も書いている。だから、難しいことをやるのではなくて、みんながわかるようにしなければいけませんよ。

一番危ないのは整形外科医。右手の手術をする、脚を切るのに反対側の手足を切ってしまったら大変ですから、必ず前の日に複数人で行って、こちらで間違いないねと、そこへ手術の印を付けてくるのです。これが大切なことです。

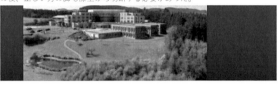

オーストリア北部フライシュタットの病院は２１日、８２歳男性の手術で誤った脚を切断するミスがあったと明らかにした。男性は１８日に左脚の切断手術を受ける予定だったが、「人為ミス」により右脚を膝上から切断される結果になったという。ミスの発端は、術前のマークを誤って間違った脚に付けたことだった。病院の声明では「２０日午前、傷の包帯を取りかえる標準的な処置を行っていたところ、人為ミスによる悲劇的な過誤を発見した」と片脚切断の後、正しい方の脚も膝上から切断する必要があった。

オーストリアでは両脚切断する結果になってしまった。左脚を切断する手術だったのに、人為ミスで右脚を膝上から切ってしまった。本当に悪い膝だけ残されたってだめだから、両脚を切ってしまった。こういうことがあるということです。術前のマークを誤って間違った反対側に付けたという。必ず見るときに看護師さんと二人で行って、右脚切断間違いないよね。「はい。カルテ確認」と言って確認する。そして印を付ける。こういうことが大切です。やはり危ないのは整形外科、眼科、それから耳鼻咽喉科。こういうことになってくるわけです。

医師からの指示

・ 必ず **文書で！！**

処方せん、指示書・・・
左、右 ⇒ L，R

・ 電話 ⇒ ファクス

Department of Legal Medicine Nihon University School of Medicine

医師からの指示を必ず文書でもらってください。電話で言ったり、口で言ったりだけしてはいけません。電話は証拠が残らないので、ＦＡＸくださいと言ってください。必ず文書で証拠を残す。こういうことを私は教えています。

真っ黒けのけの医療過誤

1. 異型輸血
2. 誤与薬
3. 異物残置
4. 左右・患者間違い

誤診？

Department of Legal Medicine Nihon University School of Medicine

真っ黒けのけの医療過誤というとまずこの４つ、覚えておいてください。一般の人に聞くとすぐに誤診と言う。誤診は医療過誤ではないです。誤診をしないお医者さんなんていないです。ただ、許される誤診と許されない誤診がありますよということで、誤診イコールだめなんて考えている人は、"マスゴミ"ですよ。こういうことを教えています。

（4） 医療ミスの責任

　医療ミスの刑事責任は刑法211条、これは業務上過失致死傷罪と言いますけれども、これは交通事故と同じです。免許を持って業務上必要な注意を怠り、よって人を死傷させた者は、5年以下の懲役もしくは禁錮または100万円以下の罰金に処すると書いてあります。先ほどの皆さんが書いたものを見てください。先程のテストのときに100万円以上の金額を書いた人、手を上げて。はい。この人はだめです。業務上過失致死罪は、罰金は100万円以下と書いてあります。それから5年以下の懲役もしくは禁錮ですから、5年以上書いた人もだめです。

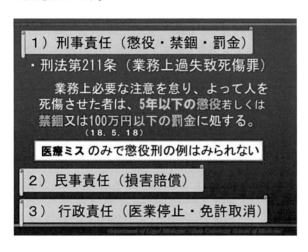

　さあ、そこで問題です。この医療ミスのみで懲役刑の例は未だかつてありません。無いものをてめえらは書いて、常識だと思っているのか！医療ミスのみで懲役刑の例はないのです。歴史上ないことを書いている。10秒間立っていただきます。立つと後ろの人がスライドが見えないのでやめてくださいということで、以前には立ったまま最後まで講義を聴けと言ったのですけれども、今では一応10秒間にしています。

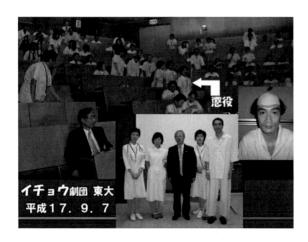

　東京大学医学部に呼ばれました。東大といえばイチョウがありますので、「イチョウ劇団」というので、この一番背の高い人が主役をやったのです。そのときに見てください、この立っている人たち、看護師さんたち。懲役と書いた看護師がこんなにいる。東京大学というのは、ばか大学じゃないのと言えるのは私だけです。懲役と書いた人がこんなにいるということです。だから皆さん方だけが間違えているのではなくて、こういうふうに日本という国は教育されているということです。

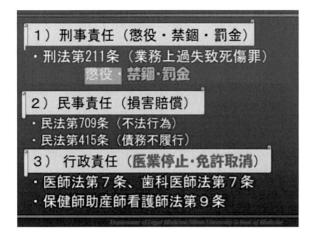

その次に民事責任、損害賠償ですけれども、不法行為と債務不履行、これはあとで説明します。

その次に行政責任。医業停止と免許取消。医師法第7条あるいは保健師助産師看護師法第9条があります。

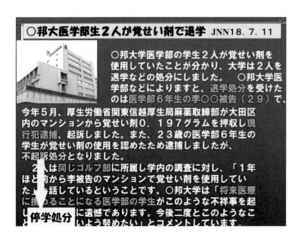

免許取り消しの一つ目、目が見えない、耳が聞こえない、口がきけない場合には絶対的欠格事由で医師に実はなれませんでした。過去形です。あるときからなくなりましたけれども。元々は目が見えない、耳が聞こえない、しゃべれないといったらもう患者さんを診られないから絶対受けてはいけないというふうになっていたのですけれども、これが取り消されています。

二つ目、精神病の人です。患者さんに害が及びます。三つ目、麻薬・大麻・あへんの中毒者あるいは常習者。常習というのは、2回以上警察に捕まった人を常習者と言います。麻薬・大麻・あへん、これはだめです。某東京の大学の医学生。2人が覚せい剤で逮捕された。一人は不起訴処分になったので、これは復学。もう一人は二回目ということで、そちらは退学処分ということになりました。

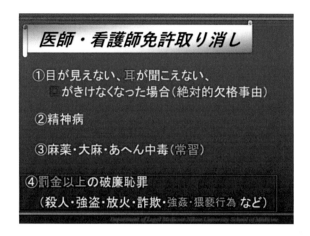

医療ミスのみで免許取消の例はありません。

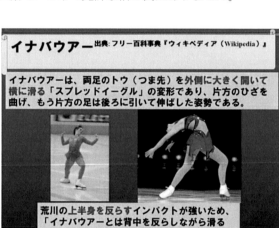

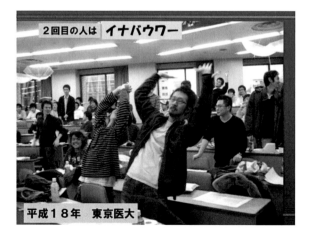

四つ目、罰金以上の破廉恥罪を犯した場合。これは免許取消になります。殺人・強盗・放火・詐欺、まだあります。前にもお話ししましたように、死刑のときに殺人とか強盗だけではないのです。実は色々あるのです。法律はそうなっています。さあ、それ以外に破廉恥罪と言ったら、強姦・猥褻行為。これは免許取消になる可能性が高い。どこにも

過去にないものを書いた人は、ただでは終わりません。10秒間立ってください。それだけで済みません。イナバウアーをやっていただきます。イナバウアーってなんだか皆さん知らない？ イナバウアーというのは、両足のつま先を外側に大きく開いて横に滑るのを言う。荒川選手のイナバウアーが有名になったから、みんな背中を反らして滑ると思っているけれども、そうではないのです。それなのに、東京医大で2つ間違えた人、イナバウアーやれと言ったら、やっている。立って見ている人もいます。こういうことをおまえら常識が外れているといいます。この人たちはもう一生忘れません。私に写真も撮られて、全国にこれを放映していますから。今ではもう真面目な医師になっています。

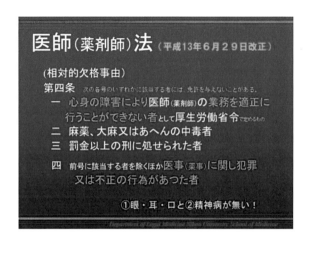

平成 13 年に医師法が変わりまして、目が見えない、耳が聞こえない、しゃべれないがなくなりまして、心身の障害により業務を適正に行うことができない者というふうに変わっています。目が見えないからダメではなくて、実際に東京医科歯科大学に全盲のお医者さんが誕生しているのです。あとは変わりませんが、目、耳、口とそれから精神病もなくなっています。軽い精神病の場合どうするか困ってしまう。だから、心身の障害で医師の業務、あるいは薬剤師の業務を適正に行えないというふうに変えたわけです。

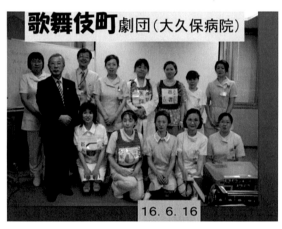

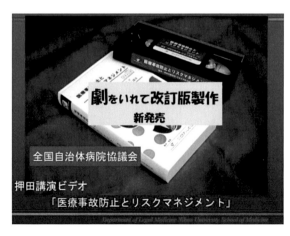

歌舞伎町に大久保病院というのがありますけれども、以前は都立で今では一般病院になりましたけれども、この人たちがめちゃめちゃ劇がうまいのです。この人たちは以前に「歌舞伎町劇団」と言ってやったのですけれども、これがうまいのでした。全国自治体病院の看護部長・看護師長たちの会があるので、そこで出張してくれと言って来てもらいまして、このビデオの中に載っております。全国に有名になるのだからねと言ったのですが、ほとんど売れませんでした。公的な病院は全然買わないということが、これでバレてしまいました。自分たちも映っているのですよ。看護部長が間違ったところに手を上げて、立たせられているのが嫌だから買わないとか。そういうことになってしまいました。劇を入れて改訂版も出しましたけれども、残念ながらあまり売れておりません。

3．損害賠償

（1）人の値段

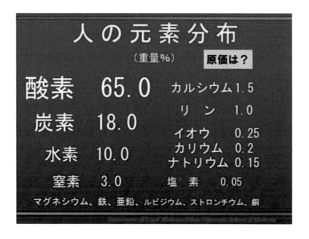

人の生命はいくらかということで、皆さんの身体、体重60kgの人を分解してみます。もちろんダイヤモンドの指輪とかそういうものは全部外して、人間の身体そのものは、水が3分の2です。つまりH_2Oの酸素が65%、炭素、炭が18%、水素が10%、それ以外に窒素、カルシウム、リン、イオウとか、ストロンチウムとか色々なものが入っているのです。これを肥料会社に売ると原価計算ができるのです。いくらぐらいだと思います。60kgの人を肥料会社に売ったらいくら？

──100万円くらい？

ブー！2000円です。そこへ書いておいてください。体重60kgで2,000円。原価ですよ。生まれたての赤ちゃんは 3kg…100円です。ワンダラーベイビーと覚えておくと良いと思います。赤ちゃん100円なのですよ。それがだんだんに大きくなって2000円になってくるわけです。ストロンチウムもあるしルビジウムもあるけれども微量です。ほとんど酸素・炭素・水素、安いです。こういうことを皆さんも知っておく必要があります。

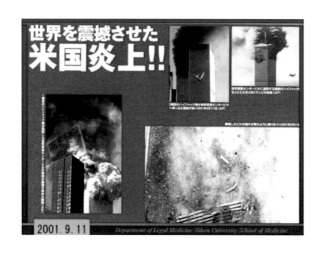

ところが、世界を震撼させたアメリカの9.11。2機の飛行機が高層ビルに撃突したために、たくさんの人が死にました。何人死んだかよくわからない。

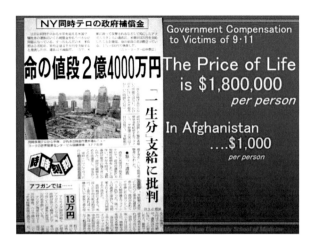

一人に対して、補償金が2億4000万円です。原価2000円の人に対して、アメリカでは一人2億4000万円払った。平等に払った。ところがアフガニスタンでアメリカ兵が一般人を撃ち殺しちゃった。13万円です。これを人の値段と言うのです。人の値段は国によって物凄く差があるのです。日本人の場合どうなるだろうか。これが今日のテーマです。

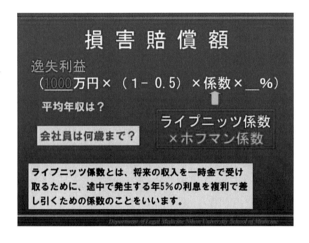

さあ、そういうのを考えてゆくときに、必ず気を付けなければいけないのが逸失利益というものです。これは前年度の年収です。例えば1000万円とすれば、1000万×（1−0.5）というのは生活費を半分除くということで、×0.5になります。その次に係数、わけわからないのが出てきます。さあ、そこでもう一つ質問です。会社員は何歳まで給料がもらえるとなっているでしょうか？

——60歳定年まで。

　ブー！定年になっても、そのあとの生活が保障されているのです、実は。裁判では決まっているのです。裁判では30年前にも全部決まっているのです。当たり前なのです。会社員は67歳まで給料がもらえるという計算になっているのです。文句があるなら裁判官に言いなさい。決まっているのです。
　ホフマン係数と昔言ったのですけれども、ライプニッツ係数[38]というのがでてきました。将来の収入を一時金で受け取るために、5%の利息を複利で差し引いた場合の係数です。

---

[38] ホフマン係数とライプニッツ係数：中間利息を控除し、現在価額に換算するために用いる係数。ホフマン係数は中間利息を単利計算で控除しライプニッツ係数は中間利息を複利計算で控除。

ライプニッツ係数の一覧表がありますから見れば良いのです。さっきの54歳の人は9.4という数字を書けば良い。67歳過ぎてもゼロではないのです。元気の良い人がいるのです。97歳でも2年まだ働く可能性があると書いてあって、1.8と書いてありますけれども、そういうライプニッツ係数があるのです。18歳の人はいくらか。18歳といったら49年間働けるのだけれども、掛け率は49ではないのです。5%の複利計算で利息を除くと、掛ける18なのです。こういうふうになっています。

ライプニッツ係数

年令	就労可能年数	係数	年令	就労可能年数	係数	年令	就労可能年数	係数	年令	就労可能年数	係数
18才	49年	18169	38才	29年	15141	58才	11年	8306	78才	5年	4329
19才	48年	18077	39才	28年	14898	59才	11年	8306	79才	4年	3546
20才	47年	17981	40才	27年	14643	60才	11年	8306	80才	4年	3546
21才	46年	17880	41才	26年	14375	61才	10年	7722	81才	4年	3546
22才	45年	17774	42才	25年	14094	62才	10年	7722	82才	4年	3546
23才	44年	17774	43才	24年	13799	63才	9年	7108	83才	3年	2723
24才	43年	17546	44才	23年	13489	64才	9年	7108	84才	3年	2723
25才	42年	17423	45才	22年	13163	65才	9年	7108	85才	3年	2723
26才	41年	17294	46才	21年	12821	66才	8年	6463	86才	3年	2723
27才	40年	17159	47才	20年	12462	67才	8年	6463	87才	3年	2723
28才	39年	17017	48才	19年	12085	68才	8年	6463	88才	3年	2723
29才	38年	16868	49才	18年	11689	69才	7年	5786	89才	2年	1859
30才	37年	16711	50才	17年	11274	70才	7年	5786	90才	2年	1859
31才	36年	16547	51才	16年	10838	71才	7年	5786	91才	2年	1859
32才	35年	16374	52才	15年	10380	72才	6年	5076	92才	2年	1859
33才	34年	16193	53才	14年	9899	73才	6年	5076	93才	2年	1859
34才	33年	16000	54才	13年	9394	74才	6年	5076	94才	2年	1859
35才	32年	15808	55才	13年	9394	75才	5年	4329	95才	2年	1859
36才	31年	15593	56才	12年	8863	76才	5年	4329	96才	2年	1859
37才	30年	15372	57才	12年	8863	77才	5年	4329	97才	2年	1859

　1000万円×0.5とすると500万円、×ライプニッツ係数9.4で4500万円ぐらいになる、ということが大体わかる。掛ける%というのは大事な問題で、大きな病気があった場合には、働けなくなるのではないですかということの%が出てくる。それ以外に休業補償とか、治療費、実は付添看護費も大切です。一日1万円かかります。40年かかったらいくらになるのか。365万円×40年、1億円を超える場合も出てきます。慰謝料、一家の柱は大体交通事故のときに2600万円までとか書いてあります。それから自宅の改造費というのは、階段があったりしたのでマズいというのを、平らにするための改造費などです。赤本と言って、交通事故のときに使われる表紙が赤い本が有名で、損害賠償額についての基本的な本といわれています。

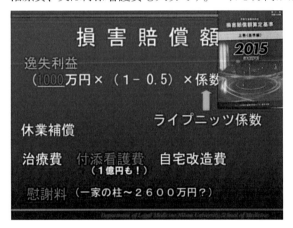

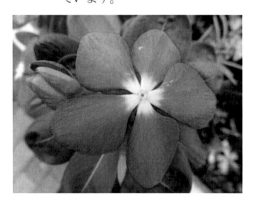

（2）裁判の結果

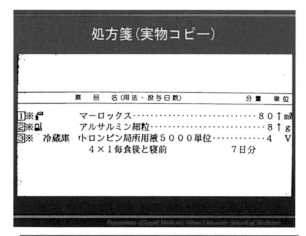

処方箋（実物コピー）

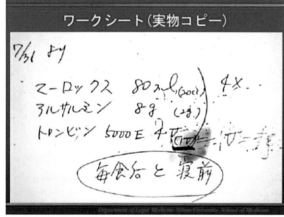

ワークシート（実物コピー）

だんだんわかってきました。注目される判決はどうなのでしょうか。医師が書いた実物です。医師はワープロで打ちました。マーロックス、アルサルミン、トロンビン、そして4×1。毎食後と寝る前で7日分。ビデオではネギシ先生にわざと自分の手描きにしてもらったのですけれども、実は本物はワープロになっていました。

ところが、これを上司の看護師さんはワークシートに書き写していたのです。この病院のルールです。だからこう書き直した。そして、さっき見たように4バイアルというのは、一回に4倍いっちゃうとまずいよ。一回はカッコ1バイアルだよねと、（1V）と書いたらこれを新人の看護師さんは「IV」と読んだ。だから毎食後と寝る前に「IV」と思ってしまった。上は飲み薬と処方してあるのだけれども、これを間違えた。

全国自治体病院協議会（2004年7月）では結果はどうだったのでしょうか？

それではまず3000万円ぐらいというふうにお書きになった人、手を上げてみてください。どうぞ手を上げてみてください。はい、結構です。私は野鳥の会というのをやっていますので、すぐにわかりました（笑）。今、78人の人が手を上げました。次は5000万円ぐらいというふうに書いた方、どうぞ手を上げてみてください。5000万円ぐらいという方、どうぞ。はい、結構です、142人。1億円ぐらいというふうに書いた方、どうぞ手を上げてください。これが一番多いです。はい、結構です、167人。1億円以上というふうに書いた方、手を上げてみてください。結構です、46人。そうしますと、400人ぐらいの人が…。

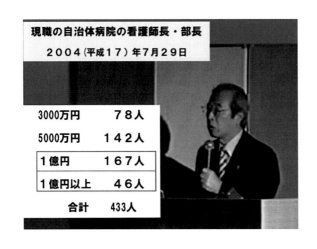

現職の自治体病院の看護師長・部長 2004（平成17）年7月29日	
3000万円	78人
5000万円	142人
1億円	167人
1億円以上	46人
合計	433人

　こんなふうにして、実際に講演したときに手を上げてもらって、それで集計しますと433人の人が手を上げていて、手を上げていない人が何人かいましたけれども、1億円と書いた人が167人で一番多かった。看護部長・看護師長の会です。さあ、この人たちどうなったでしょうか。実際に判決が出ております。酒田簡易裁判所から業務上過失致死の罪で、罰金50万円の略式命令が出た。罰金刑の中では一番重い50万円。懲役ではないのです。これはさっき言いましたように禁錮もなかった。

　それから県と男性の遺族との間で、和解が成立して、県が賠償金4620万円を払った。5000万円に手を上げた142人、まあまあ正解です。実は本当の正解は、3000万円に手を上げた78人です。なぜか。この人は3枝バイパス手術を受けるような、重篤な心臓病患者で、ずっと会社員なんかできませんよと考えたら、病院のほうは逸失利益をそのまま計算するのではなくて、×％で半分ぐらいにしたほうが良いのではないのということになる。けれども県立病院ですから、まあと言って出した。それに対して1億円とか1億円以上なんて書いて、てめえらは金にまみれているのか、このばかもん！立て！と言って立たせた。自分が立っているものだから、恥ずかしくてビデオを買わせなかった。こういうことになったようです。

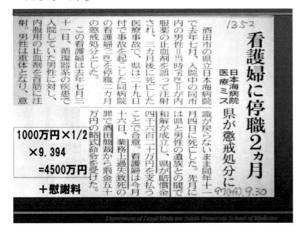

1000万円×1/2
×9.394
=4500万円
＋慰謝料

看護婦に停職2ヵ月
日本海病院　医療ミス　県が懲戒処分に

　実際に4620万円というのは、かなりサービスして払っているお金です。そして看護師さん24歳は停職2ヶ月の懲戒処分となりました。県の職員として少し勉強して、2ヶ月後には復職しています。

　お医者さんはどうなったのですか。どこにも書いてありません。だってお医者さんの指示になんの問題もない。お医者さんに問い合わせがきたときに、変なことを言えばお医者さんの責任が問われます。お医者さんのところには問い合わせがいっていません。医師のところは「なし」「なし」「なし」。そこに何か書いた人、逆立ちしろということになるわけです。

もう一つ、書き加えた上司の看護師さんも、この人は新人のためを思って4バイアルやっちゃいけないよと思って、カッコして（1V）と書いた。これが「IV」と読まれたので、「IV」と読まれるかもしれないということは予測できていないので、これはしょうがない。だからこの人は厳重注意で終わり。このことがわからないようではだめで、この新人の看護師さんは、そのあとこの病院に復職したのですけれども、私が講演を頼まれたのは1年後だったので、そのときには別な病院に異動しておりまして、私の講演は聴いておりませんけれども、これが結論です。

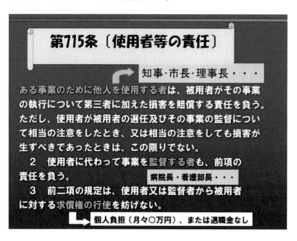

もう一つ、使用者責任というのがあります。ある事業のために他人を使用する人、つまり知事では、県立病院、市長では、市立病院、理事長とかは、雇われている人が何か不祥事をした場合には、その責任を負うことがある。それから監督する責任、病院長とか看護部長にも責任があります。それから求償権の行使というのが、実は今は物凄く大きく取り上げられつつあります。個人で何万円を月々トータルいくらまで支払え。あるいは、退職金を払う代わりに召し上げるということなのですけれども、逆にこれが物凄く今重要視されてきています。昔は個人で負担するということはありませんでした。トータルで四千数百万円払ったのは、病院が払ったのであって、看護師さんは、個人負担はこのときはゼロ、お医者さんはもちろんなし、だったのですけれども、時代は変わっています。今この求償権の行使というのが物凄く注目されてきて、やはり当事者からお金を召し上げたほうが良いという考えが出てきています。

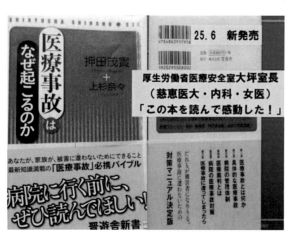

そういうことを、「医療事故はなぜ起こるのか」という本に私と上杉さんが書いたのです。私が書いたときに上杉さんが、「先生、私の名前も入れてください」と言うので、じゃあプラスアルファと書いてある。そうしたら、なんと、厚労省の医療安全対策室長、慈恵医大出た女医さんがこの本を読んで感動したので押田先生に会いたいと言って、会いに来ました。

（3） 医療紛争の行方

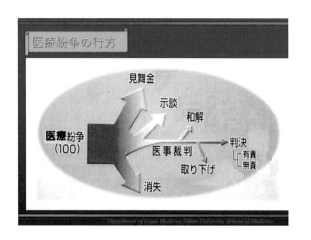

医療に関する紛争は裁判だけ見ていてもいけません。実はそれ以外にお見舞金とか色々あるのです。これを知らなければいけません。実はこうなっている。判決が出ているのはほんの一部なのです。さあ、医療に関するトラブルで患者さんが来たときに、お見舞金は大体何％ぐらい出ると思いますか？100のうちいくつ？

──10。

ブー！その隣の人、言うだけ言ったら消えていくというのを消失と言う。どのくらいだと思う？

──60。

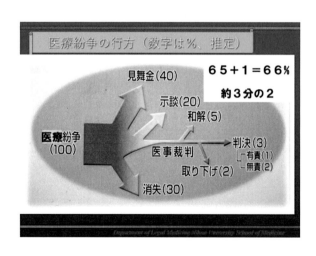

ブー！何を考えているのだ。お見舞金が40、お見舞金の額はほんの少しです。示談というのは法律で決められていて、示談金の書類を作成して、ある程度大きな金額を渡しているのが20、消えていくのは30。これでいくつ？　これで90消えちゃうのです。

裁判になったときに和解と言って、相手と納得して書類を作成してお金を払うのが5。その途中でも取り下げたりするのが2ですけれども、判決までたどり着くのは100のうちの、なんと、3なのです。そのうちの20％とか40％とか言っているのだけれども、実は金を払えが1で、なしが2ぐらい。つまり、65＋1は66％、3分の2はなんらかのお金を払っているのです。このことをわかっていない人が多いのです。

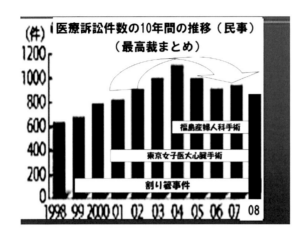

医療訴訟の件数は、平成に入ってどんどんマスコミが報道したらダーッと増えていったのですけれども、いくらやっても勝てないということがわかってきて、また減ってくるわけです。

東京の西のほうの病院で起こった割り箸事件。それから東京女子医大の心臓事件、それから福島の産婦人科事件、この3つの裁判で大きく状況が変わりました。割り箸事件はお金を払え。女子医大の心臓の事件のときは、カルテを改ざんしたかどうかというので、また別な事件になってきました。福島の産婦人科事件は、無罪になりました。

これによって、実は1000件を超えていた医療訴訟が、ドーッと減るわけです。当たり前です。マスゴミが煽っていただけです。その過失認定割合も4割だったのが2割しか勝てないとなってしまう。けれども裏側では66%がなんらかのお金をもらって納得して終わっている。こういうことを知っておく必要があります。平成29年のデータでも速報値では20.5%でした。

3　地裁民事第一審通常訴訟事件・医事関係訴訟事件の認容率

（平成12年〜平成21年）

区分 年	地裁民事第一審通常訴訟事件	（うち人証調べ実施）	医事関係訴訟事件	
平成12年	85.2	68.7	46.9	795件
平成13年	85.3	68.7	38.3	824件
平成14年	84.9	68.2	38.6	906件
平成15年	85.2	68.7	44.3	1003件
平成16年	84.1	67.4	39.5	1110件
平成17年	83.4	65.4	37.6	999件
平成18年	82.4	63.5	35.1	913件
平成19年	83.5	63.8	37.3	944件
平成20年	84.2	62.4	26.7	877件
平成21年	85.3	62.5	25.3	733件
平成29年　速報値		20.5%		857件

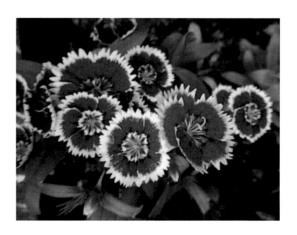

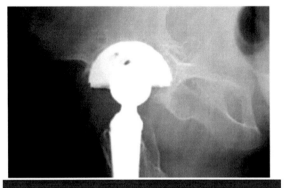

図表Ⅲ-2-6

さあ、目が見えるかどうかは簡単ですけれども、モノを見抜けるかどうかは難しいです。次の写真を1秒だけお見せします。さあ、これはなんの写真だったでしょうか?

――人工関節。

人工関節。正解。何が異常だったでしょうか?

――骨がないから金属入れちゃった。

何が異常ですか?　おかしいところ。

――普通よりは違う?

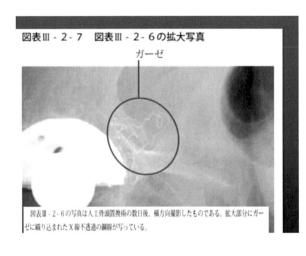

図表Ⅲ-2-7　図表Ⅲ-2-6の拡大写真

ガーゼ

図表Ⅲ-2-6の写真は人工骨頭置換術の数日後、横方向撮影したものである。拡大部分にガーゼに織り込まれたX線不透過の銅線が写っている。

プー!赤い円のところにガーゼがあるというのになんで気付かないのだ。何を見ているのだ。人工関節だけなんか見るのではない!そんなこともわかんないのか!となる。これを後出しジャンケンと言うのです。これを専門家あるいは評論家がさも当たり前のように言っているけれども、この画像を見てガーゼがあるとわかる?　だから後出しジャンケンは、誰が見たってこんなこともわかんないのか、ばかじゃないのかと言っているのが、実は"マスゴミ"なのです。

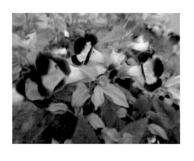

（4）悲嘆のプロセス 12 段階

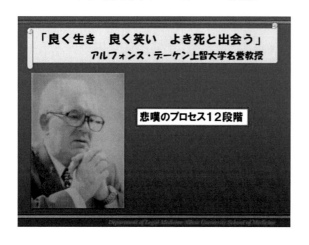

　上智大学で 17 年間、法学部で講義したのですけれども、私のライバルになっていたのが実はこのアルフォンス・デーケン先生です。この人の講義が物凄く人気だった。この人が一限目だったのです。私が二限目、10 時半に交代するのですけれども、1000 人がバーッと入れ替わって、また 1000 人近く入ってくるわけですから、嵐のようになったのですけれども、三回目ぐらいから相手のほうが、ある本を買えと言った瞬間に出席者が減るのですけれども、私のほうは相変わらず 1000 人近くで、勝ったと思ったのです。この人が実は「悲嘆のプロセス 12 段階」というのを書いていまして、物凄く有名な先生です。

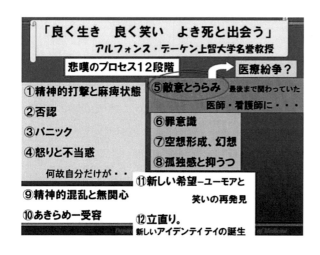

　まず、何か大きなことがあったり旦那さんが死んだりした場合には、精神的打撃と麻痺状態になります。それを否認しようとする。そしてパニックになります。そしてあの医者が悪い！怒りと不当惑。なんで自分だけがこうなるのだろうかと思う。そして敵意と恨みが出て、このときに実は訴訟になってくる可能性がでてくるわけです。医療紛争になるか。でもよく考えてみると、そうでもない。孤独感と抑うつから、さらに精神的な混乱とか色々あるのですけれども、諦めてきます。あの人はこういうふうに生きろと言ったのだと笑いの再発見、あるいは立ち直りをしてくる。

　こういう 12 のプロセスがあるのです。これを理解して話をじっくりとしなければいけませんよというのが、このアルフォンス・デーケン先生の良い本なのです。この本を私は色々な人に薦めているわけです。途中で敵意と恨みで医療紛争になったけれども冗談じゃない。あの看護師さんたちは夜も一生懸命寝ないでやってくれているよねと考えるようになって取り下げてゆく。あるいは、お見舞金で済むという人が多いのです。

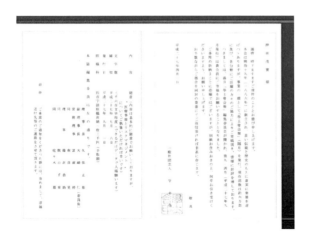

ある日突然に日本学士会という
ところから手紙がきました。学士
会というのは、旧帝国大学の会で
医学部だけではないのですけれど
も、そこの人たちから連絡がきた。
なんと、私に原稿を書いてくれと。
あなたは色々な原稿を書いていま
す。なるべく早く、そして間違い
なく原稿を書いてください。医療
事故について書いてください、と
言われて、学士会から依頼原稿を
書いてくれと言われた人は、たぶ
ん初めてではないか、とみんなに
言われたのです。

そこで「医療事故とリスクマネ
ジメント」、来週する話も含めて
書きました。4ページにわたって
書いたわけです。こういうことを
書いた医師はほとんどいません。
それも私が書いて送ったのでは
なくて、向こうから書いてくれと
いうふうに言われました。

(5) 実際の損害賠償

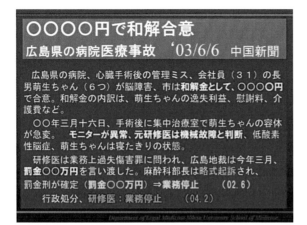

昔の話だけではいけません。広
島県の病院で何が起こったか。「○
○○○円で和解合意」心臓の手術
を受けたけれども、寝たきりにな
っています。手術したあとに容態
が急変したのに、モニターがおか
しいというふうに研修医は考えて、
機械が故障しているだけで心臓は
止まっていないと思って治療しな
かった。そのために治療が遅れた。
寝たきり状態になってしまいまし
た。和解金をいくら払ったでしょ
うか？　はい。広島出身の人。

——わかりません。

2億円で和解合意 広島県の病院
医療事故 '03/6/6 中国新聞

広島県の病院、心臓手術後の管理ミス、会社員（３１）の長男萌生ちゃん（６つ）が脳障害、市は**和解金**として、**約二億円**で合意。和解金の内訳は、萌生ちゃんの逸失利益、慰謝料、介護費など。（7000万円、3000万円、1億円）

○○年三月十六日、手術後に集中治療室で萌生ちゃんの容体が急変。**モニターが異常、元研修医は機械故障と判断**、低酸素性脳症、萌生ちゃんは寝たきりの状態。

研修医は業務上過失傷害罪に問われ、広島地裁は今年三月、**罰金二十万円**を言い渡した。麻酔科部長は略式起訴され、罰金刑が確定（罰金30万円）⇒業務停止2月（02.6）

行政処分、研修医：業務停止2月（04.2）

研修医は業務上過失傷害罪に問われた。これは放っておくわけにゆかない。何故上司に聞かなかったのか。罰金刑が言い渡された。罰金20万円。上司の麻酔科部長は、そういう指導をしてないと罰金刑になって、業務停止になりました。研修医も業務停止2ヶ月。昔と違ってきた。おまえ反省しろよと、「2ヶ月間仕事をしてはいけない。その間にもう一度勉強し直せ」。和解金2億円でした。この違いが判らなければいけません。これは100%だめでしょう。まず心臓が止まったと考えて、その次に電気が入っているのかねと考えるのは当然です。心臓が止まっているぞと脈を確認しなければいけないのに、脈も診ないで機械の故障だと判断してしまった。医師をやる資格ないよとなる。

手術後死亡 広島県の病院 遺族と和解 遺憾の意の表明と和解金計1億円で 広島 030716 中国放送

広島県の病院で胸の手術を受けた男性が、その後、死亡したのは、医師に過失があったからとして遺族が病院側に損害賠償を求めていた裁判で、16日、和解が成立しました。この裁判は、**2015年、広島県の病院で、胸の腫瘍を摘出する手術を受けた男性が、大量出血し、およそ1年後に死亡**したのは、医師の過失が原因として、遺族が病院におよそ1億円の損害賠償を求めていたものです。

去年12月、1番の広島地裁は、医師の過失を認め、病院側に合わせておよそ**8200万円**の支払いを命じました。病院側は控訴していましたが、遺族の弁護士によると、先月下旬、広島高裁から和解案が出され、病院側が遺族に対し遺憾の意を表明し、合わせて**1億円を支払う**ことで16日、和解が成立しました。　「みんなの前で頭を下げてもらって,やっと一区切りつけられるかなと.(病院には)最初からもっと誠意をもって接してほしかった.」

また広島県の病院です。胸の腫瘍摘出手術を受けた。大量出血しておよそ1年後に死亡した。8200万円払えという判決が出たけれども、なんと、和解として1億円を払うことになった。今では1億円払うのは当たり前という時代に入ってきた。こういうことが少しずつでもわかるようになってきたでしょうか。皆さん方がモノを見るときに、過去の歴史はもちろん大事ですけれども、そこと今とどこが変わっているか。実際に損害賠償金もそうですけれども、例えば逸失利益の計算をするときに、平均的な会社員の息子さんですから、息子さんが18歳から逸失利益が出ます。掛ける18ですね。だから全年齢平均年俸を見ると、大体男性のほうがやや高いのですけれども、650万円ぐらい。女性の場合、450万円ぐらいです。だから600万円としても、×0.5で300万円、×18、結構ゆきます。そして慰謝料も、寝たきりです。介護費用だけで1億円以上かかります。平均寿命まで生きると計算したら、大変なことになるのです。この介護費用も約1億円ですから、そういうことで計2億円と、こういうふうになってくるわけ

です。ですから、亡くなってしまえば一件落着になります。しかし、それがずっと生きているということになると、介護費用など大変なことになってきます。こういうふうにして計算します。

それ以外にもまだあります。点滴で急死しました。急死したのは不適切な薬剤投与が原因だとした。原因は食物アレルギーによるアナフィラキシーショックとされたけれども、それだけではなくて、患者を蘇生する場合に4倍量の薬剤を静脈に注射していた。というようなことで、医師の判断は不適切ではないかというふうに訴えて、1億2700万円の損害賠償を請求した。診療に落ち度があったと謝罪した。18歳の女子高生がこういうことになったのですけれども、どうなったでしょうか。死んでしまいました。今度はいくら？　さあ、応用編になってきました。18歳の女子高生ですからもう満18歳、卒業した途端にお金は得られる。×18の一番大きいところへゆきます。ただし女性ですから、男女不平等というのは実はあって、男女の所得は一緒ではないということはもう明らかですけれども、いくらだと思いますか？　はい。

——9000万円ぐらいですか？

　400万円として×2分の1、×18、3600万円だけれども、それだけではいけないだろうね。慰謝料もいるよね。1億2000万円求めていた。1億円という時代に入ってきている。今はこういう時代に入ってきました。

点滴で急死、〇〇円支払い　死亡生徒の両親と病院和解

2017年10月4日（水）共同通信社

大阪府高石市の病院で2015年、点滴を受けた堺市の高校3年の女子生徒＝当時（18）＝が急死したのは不適切な薬剤投与が原因だとして、両親が病院を運営する医療法人と医師に約1億2700万円の損害賠償を求めた訴訟があり、大阪地裁（野田恵司（のだ・けいじ）裁判長）で3日までに和解した。病院側が診療に落ち度があったと謝罪し、1億円を支払う。

9月26日付の和解条項には、病院側が再発防止策に取り組むことも盛り込まれた。訴状によると、生徒は15年12月29日夜、食後に目が腫れ、病院の救急外来を受診。点滴を受けた直後に頭や胸の痛みを訴えて意識を失い、約3時間後に死亡した。検視の結果、原因は食物アレルギーによるアナフィラキシーショックとされた。しかし、両親側は、心停止状態の患者を蘇生させる場合の〔　　　〕を、静脈に投与した医師の判断は不適切と指摘。その結果、約4倍の薬剤が過剰に投与された状態になり、死亡したと主張している。同病院は取材に「担当者が不在で対応できない」としている。

18歳女子　逸失利益　　　　　　慰謝料：2000万円
400万円×1/2=200万円　×18=3600万円（〜7200万円）

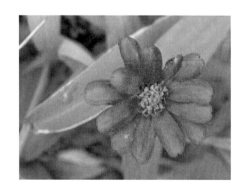

無痛分娩施術ミス、〇億円賠償命令　妻と長女に重い障害　京都地裁判決、医院側に　2021/3/26　京都新聞

麻酔で出産の痛みを和らげる無痛分娩の施術ミスで、妻（44）と長女（享年6歳）が重い障害を負ったとして、大学教授の男性（58）らが京都府の産婦人科医院を相手取り計約6億4千万円の損害賠償を求めた訴訟の判決が26日、京都地裁であった。増森珠美裁判長は医院側に約3億円の賠償を命じた。

訴状によると2012年、妻は同医院で無痛分娩を希望し、脊髄を保護する硬膜の外側に細い管（カテーテル）を差し込み麻酔薬を注入する硬膜外麻酔を受けた。その後に容体が急変し、救急搬送された病院で帝王切開して出産したが、長女は低酸素性虚血性脳症となり、妻は心肺停止後脳症になったとしている。

それだけではありません。麻酔で出産の痛みを和らげる無痛分娩のときに、奥さまと長女6歳が重い障害を負ったとして、大学教授の男性58歳らが産婦人科医院を相手取り、6億4000万円の損害賠償を求めた。硬膜外麻酔を受けたけれども、その後に容態が急変して救急搬送された。元々は無痛分娩の予定だったということは、普通の妊娠だった。ところが帝王切開して出産したけれども、長女は低酸素性虚血性脳症になって一生治りません。妻は心肺停止後脳症になった。寝たきりだと一日1万円×2人。掛ける奥さんは30年間、生まれたばかりの子どもは七十数年間かかります。いくらでしょうか？

　こういう計算になってくる。さっきは54歳の心臓病の人だった。だから掛ける何割となる。今回は何も悪いものはない。健康だから無痛分娩。お腹に赤ちゃんいるからやっているわけです。重い障害を負った。いくら？　6億4000万円訴えている。アメリカでは9.11の時に2億3000万円というのはあったけれども、JALの飛行機事故の時にもありました。同じ航空機運賃払っているのに、社長さんは3億円補償されて、3000万円しか補償されない。では、今回のケースではいくらぐらい？

──5億5000万円とか。

　3億円です。これも凄いです。もちろん1億円と1億円の計2億円は付添看護するためのお金です。だから残りの1億円を数千万円と数千万円を合計したかたちが出てくるということになってきました。

　現在では、億単位の補償金が出てきても、もう当たり前ですよというふうにどんどん変わってきている。世の中は過去の話だけではいけません。どんどん変わってきている。さらにそれがリスクマネジメントでもっと変わっていくだろう。これがこの次にお話しするリスクマネジメントの問題です。こういう医療過誤を予想して、どういうふうにして予防したら良いのか。こういうことになってきます。

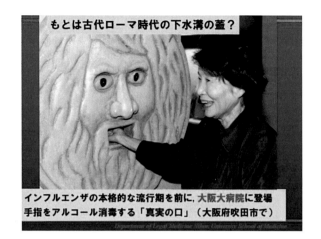

もとは古代ローマ時代の下水溝の蓋？

インフルエンザの本格的な流行期を前に，大阪大病院に登場
手指をアルコール消毒する「真実の口」（大阪府吹田市で）

これはなんだか知っていますか。どこかで見たことがある。

——ローマの休日で見ました。

ローマの休日で出てきましたよね。この中に手を入れる。手を入れたらどうなるか知っていますか。抜けなくなる。それが怖くてどうしよう。違うのです。手を入れています。ニコニコしています。何しているのですか、この人。大阪大学病院のところにできて、手指をアルコール消毒する「真実の口」。何をふざけて遊んでいるのだと思うかもしれませんが、そうではないのですね。やはり手は大切ですよ。特にコロナになったらこういうのが大切になってくるということで、元は古代ローマ時代の下水溝の蓋ではないのかと言われていますけれども、こういうふうになっています。ですから物事を見るときに、歴史を考えながらモノを見ていっていただきたい。こういうことであります。

さあ、目が見えるかどうかというのは眼科の問題ですけれども、モノを見抜けるかどうかはそう簡単ではないということが、少しずつわかってきたと思います。特に過去の本を読めばわかるのではなくて、やはり訓練を受けて、教育を受けて、そして実際の対応を考えてゆかなければいけない。これが法医学という分野だということを教えましたけれども、「言うは易く行うは難し」ということになってきているということです。

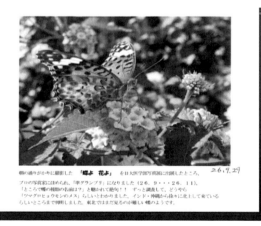

柳の通りがかりに撮影した　「蝶よ　花よ」　を日大医学部写真展に出展したところ、
プロの写真家にほめられ、「準グランプリ」になりました（26．9…26．11）。
「ところで蝶の種類の名前は？」と聴かれて絶句！！　ずっと調査して、どうやら
「ツマグロヒョウモンのメス」らしいとわかりました。インド・沖縄の後々に北上して来ている
らしいところまで判明しました。東北ではまだ見るのが珍しい蝶のようです。　　26．9．29

そういうなかで、皆さん方はどこを見てゆくのだろうか。少し私が撮った写真も一部お見せしますと、私が神楽坂で撮ったチョウの写真です。これをある展覧会に出しましたら、物凄く評価を受けました。なぜかと言うと、チョウというのは野原で写真を撮ろうと構えた瞬間に飛び立ってしまうと、絶対元の所には戻ってこない。ところが神楽坂にはこういうきれいな花はここしかないのです。必ず戻ってくる。ちょっと待っていれば必ず戻ってくるから、その次からはピントを構えて止まった瞬間にパチャッと撮らないとこういう写真は撮れません。アップしても蜜を吸って

いるチョウのストロー状の口吻（コウフン）まで全部ピントが合って、その向こう側のほうはピントがボケている。これがプロの写真の一つだと言われて、凄く褒められたものです。全体を見るのも大事だけれども、一部を詳細に見るというのも大事だということを私は教えられました。

　皆さんは色々な花を見たりしたときに、この花はどこから来たのだろうか。なぜ咲いているのだろうか。いつまで咲くのだろうか。そういうことを見ながら、逸失利益はあるのだろうか。それとも慰謝料を払わなければいけないのだろうか。それともイナバウアーをしなければいけないのだろうかというようなことを考えながら、この医療事故というのを見ていただければというふうに思いました。次回はリスクマネジメントがその後どういうふうに変わったのか。現実的にはそれがどのように日本中に広まっているのか。こういう話をしてゆきたいと思います。今日はここまでにいたします。

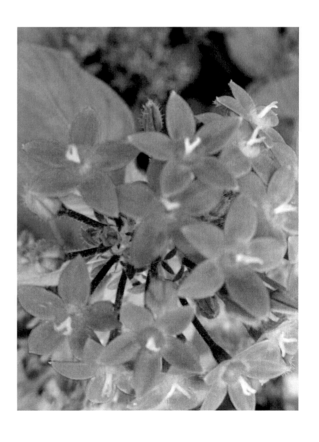

第十二・講義

リスクマネジメント

1．医療安全対策の歴史

（1）ハインリッヒの法則

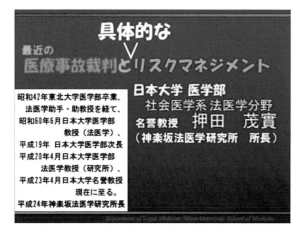

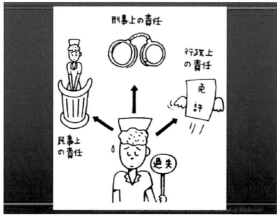

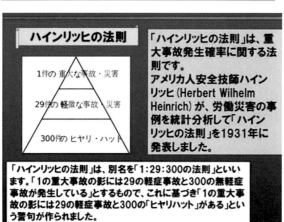

　本日は「医療事故裁判とリスクマネジメント」についてお話をしてゆきます。特に最近の状況と具体的なリスクマネジメントということをお話ししてゆきたいと思います。

　まず医療安全の簡単な歴史について少し振り返ってみたいと思います。前回お話ししましたように重大な医療に関する過失が問われるかどうかということになります。

　一つは刑事上の責任、刑務所にいくかどうか、手錠をはめられるかどうか。そういう責任と損害賠償に関する民事上の責任が問われます。また場合によると行政上の責任で、せっかく苦労して手に入れた医師免許、あるいは看護師さんの免許などが剥奪される可能性も出てきます。

　そういうときに「ハインリッヒの法則」というのが出てまいります。これは誰が言い始めたのかなと思って色々調べましたら、ハインリッヒというのでドイツ人かと思いましたらそうではなくて、アメリカの安全対策の技師さんでした。労働災害の事例を統計分析して「ハインリッヒの法則」というのを出しているということに気が付きました。これを調べていったときに「1：29：300」、つまり1件

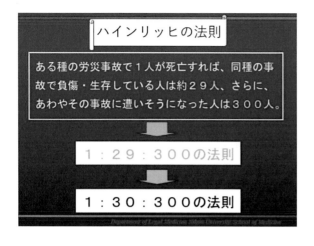

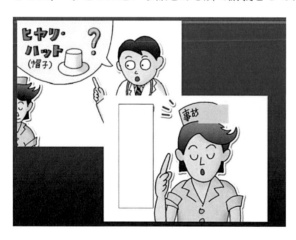

の重大な事故、死亡事故になるようなものが起こった場合には、29件の軽い事故や災害があります。その元になっている300の「ヒヤリハット」、ヒヤッとする、ハッとするような、そういう事例がある。こういうことでありまして、「1：29：300の法則」と言うのです。けれどもわかりにくいので、私は「1：30：300の法則」と言うと非常にわかりやすいので、私自身はそのように講義をしております。

ある種の労災事故で1人が死亡すれば、同じような事故で負傷し・生存している人が約29人いる。さらに、あわやその事故に遭いそうになったニアミスの人が300人いる。これを29はわかりにくいので、簡単に「1：30：300の法則」というふうに医療関係者のところで講演をしておりました。実際にヒヤリハットということになりますけれども、ヒヤッとした、ハッとしたという話をある所で講義をしておりましたら、「ハットというと帽子だろう。ヒヤリハットってどんな帽子?」と聞いていた。どう答えるでしょうか。ヒヤリハットはイエローハットではありません。

ヒヤリハットは事故防止なのです。ですから、非常にわかりやすくて良いのですけれども、こういうことを最初に気が付いてくれた老人がいました。ヒヤリハットは、事故を防止するための「じこぼうし」ということであります。

(2) 管理体制の整備

平成に入ってから色々大きな医療事件が報道され表沙汰になってきたのですけれども、そこで厚生労働省が医療安全管理体制の整備を始めまして、平成14年10月頃からですけれども、4つの指針を出しました。

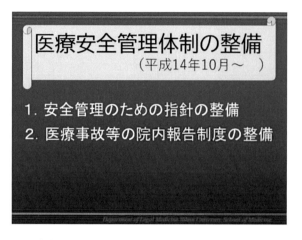

一つ目は安全管理のための「指針」を整備してください。つまりマニュアルをしっかりつくりなさい。もう一つは、医療事故などの「院内報告制度」を整備してください。つまり病院内でどんな事故が起こっているかということの報告を上げて、それを検討するようなシステムをつくりなさい。こういうふうに指示を出しました。大きな事故については病院長のところへ全部届くのですけれども、実はニアミスレポートはどうなるかというのは、それまで大きな原則がありませんでした。ニアミスレポートというと、大体どのくらい必要かということになりますけれども、およその目安でベッド数の2倍以上、300床なら600枚以上、500床なら1000枚以上。日大病院のように1000床以上あるところでは年間2000枚以上というレポートがニアミスレポートで集まっているようにというのがおよその目安基準です。

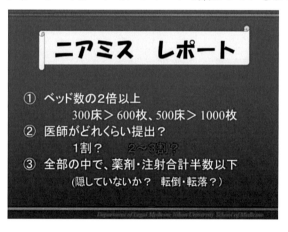

その次に医療というのはお医者さんが中心になって行われているのですけれども、お医者さんがどのくらい提出しているか。これが実は大問題でありまして、通常ですと2～3割は出さなくてはいけないのではないのと思うかもしれませんが、現実はそんなものではありません。目安として1割出ていなければその病院は問題があると、このくらいの目安であります。それからもう一つは、全部の中でニアミスレポートで一番多いのは薬剤関係。それから注射を間違えそうになった。間違えてしまって害が出たのは重大な事故のほうになるのですけれども、間違えそうになったら、あなた何やっているのよと同僚が気付いてくれて事故は起こらなかったというケースが多いのです。けれども、これが半数以下になっているかどうか。これを見る必要があります。つまり全体で薬剤とか注射事故が半数以上多くなっているようなところでは、ほかのものを隠しているのではないかというふうに我々は分析します。何を隠しているかというと、あとから出てきますように転倒・転落というのは意外と病院の中では多いのです。ただ、転んでも大きなケガをしなかったというと、それで終わったことにしてしまうのです。それではだめなので、それをニアミスレポートとして取り上げて、転倒・転落をどうやって防止するかというところに役立ててほしいということになってきました。

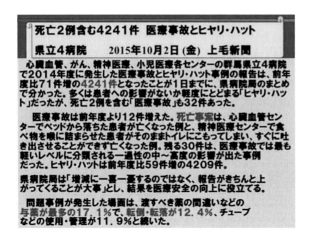

死亡2例含む4241件 医療事故とヒヤリ・ハット
県立4病院　　2015年10月2日(金) 上毛新聞

心臓血管、がん、精神医療、小児医療各センターの群馬県立4病院で2014年度に発生した医療事故とヒヤリ・ハット事例の報告は、前年度比71件増の4241件となったことが1日までに、県病院局のまとめで分かった。多くは患者への影響がないか軽度にとどまる「ヒヤリ・ハット」だったが、死亡2例を含む「医療事故」も32件あった。

医療事故は前年度より12件増えた。死亡事案は、心臓血管センターでベッドから落ちた患者が亡くなった例と、精神医療センターで食べ物を喉に詰まらせた患者がそのままトイレにこもってしまい、すぐに吐き出させることができず亡くなった例。残る30件は、医療事故では最も軽いレベルに分類される一過性の中〜高度の影響が出た事例だった。ヒヤリ・ハットは前年度比59件増の4209件。

県病院局は「増減に一喜一憂するのではなく、報告がきちんと上がってくることが大事」とし、結果を医療安全の向上に役立てる。

同題事例が発生した場面は、渡すべき薬の間違いなどの与薬が最多の17.1%で、転倒・転落が12.4%、チューブなどの使用・管理が11.9%と続いた。

それからしばらくしまして、群馬県の県立4病院に縁がありまして講演に行っているのです。心臓血管センター、がんセンター、精神医療センター、小児医療センターとあるのですけれども、この4つの病院でヒヤリハット事例の報告は前年度に比べて増えてきて4241件になった。何ベッドあるかというのに比べて、ベッドの倍ぐらいあれば良い。

もう一つは、死亡事案ということになると、これは重要な事故ですけれども、そういう事故も心臓血管センターではあったという報告がありますし、場合によりますと死ななかったけれども、重症だったというケースもあります。このヒヤリハット、ニアミスレポートが十分上のほうに上がっていなければいけない。内容を見ると薬の与薬関係が一番多くて17.1%、転倒・転落が二番目で12.4%、チューブの使用・管理の問題が11.9%。そうすると、与薬とチューブのほうというのは大体薬関係のものですけれども、それを合わせても30%ぐらい。これはほとんどうまくヒヤリハットレポートが出ている。なぜかと言うと、私が講演をして、それに従わなかったらただではおかないということで講演をしていたからです。

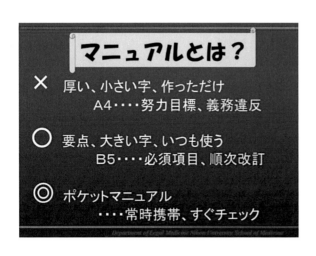

それからマニュアルをつくれと言うと、有名な大学病院では必ず厚い、小さい字、つくっただけで探しても出てこない。こういうのが多いのです。ですから、私は新しい病院に講演に行くときには、実は前の日に行って、午後1時からの講義というときには、もう午前10時にはこっそり病院に忍び込むのです、裏口から土足で入っていったときに、何メーター歩いたときに職員から注意されるか気を付けている。今では土足で入る病院というのは増えてきているのです。土足のまま手術室に入ってゆく。どこの段階で注意されるかというのを、私の顔をまだ講演していませんから知らないので、知らない人がどんどん中に入ってきたときに、「お客さん、待ってください」と言ってどこで止めるかというところが、リスクマネジメントがどのぐらいできているかということを知る一つの目安になるのです。そういうことをやってから、午

後1時から講演というときには、12時過ぎに病院長室に表から入っていって、今度は表から行った場合と、裏から見た場合で病院はどう違うかというのを調べている。

　病院長に会ったときに看護部長さんが必ずいますから、マニュアルを見せてくださいと言って、すぐにストップウォッチを押しています。何分で持ってくるか。これが病院長室にあれば、はいと言って持ってくれば良いわけですけれども、10分経っても出てこなければ、つくっただけで全然だめだという一番目のバツ印になるわけです。A4ぐらいの大きさにして、努力目標とか義務違反などをいっぱい書いているのですけれども、書けば書くほど他の人は読まなくなる。だから一番良いのは要点をB5ぐらいの大きさにする。そして必須項目だけを書く。毎年改訂してゆく。要点を大きい字で書いて、いつも使っている。マニュアル見せてくださいと言ったら、本立てから出てくる。これはもう最高ですね。それが本棚のどこにあるかわからないと言って探しまくっているということは、普段読んでいないということになります。このへんのところで最初に私は病院のレベルチェックをしています。

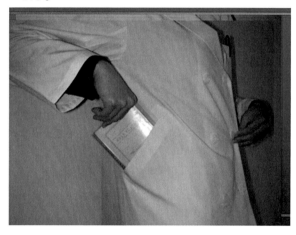

　もう一つ、もっと良いのはポケットマニュアルといって、ポケットの中に常時持っている。これが一番病院としてはレベルが高い。これはなぜ気が付いたかと言うと、京都のある病院に行ったときに見せられました。こういう母子手帳などの大きさです。ポケットに常時入る。100円ショップで売っているモノです。100円ショップで売っているファイルをまず皆さんに配るわけです。なんだろうねと言っていると翌日にB4版に数枚のプリントしたものがきて、これを切り取ってその小さいファイルの中に入れてねと書いてある。自分でつくったものは物凄くみんな大事にするのです。上から出来上がった大冊を送られてきたらみんな本気にならないのです。

　翌年になるとまた今度B4、1枚がきて、何ページと何ページを入れ替えてね。もう自分のものになってくるのです。これをある京都の病院がやっていまして、これは良いなと思いました。これは印刷費ゼロです。実はポケットマニュアルとか、大きいマニュアルをつくるというと何百万円とかかかるのですけれども、それをタダで全員が自分でつくって自分のものとしてポケットに入れている。これを見て私は感動しまして全国に広めようと思ったわけです。これはとにかく小さくて、常時持っている。これが非常に大事です。ですから、有名な大学、古い大学になんかに行きますと、A4版で400ページもある厚いのが出てくるのですけれども、これではいけないのです。そういうことを皆さんにお話ししています。

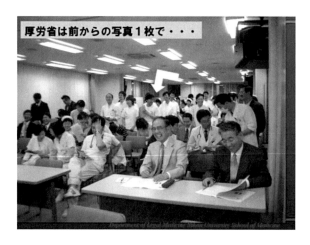

医療安全管理体制の整備
（平成14年10月〜 ）

1. 安全管理のための指針の整備　〜文書化
2. 医療事故等の院内報告制度の整備
　　　　〜報告、分析体制・フィードバック
3. 安全管理のための委員会の開催
　　　　　　　　〜月1回程度
4. 安全管理のための職員研修開催
　　　　　　　　〜年2回程度

それから三番目は安全管理のための委員会を開催しなさい。大体月に1回程度。そして安全管理のための職員研修を開催してください。大体年に2回程度。誰を呼んで良いかわからないというので、私が全国から呼ばれるようになったわけですけれども、年に2回程度は研修をやってください、と必ず言っています。

厚労省は前からの写真1枚で・・・

この前の時間にもお話ししましたように、例えばある大学病院に呼ばれたときには、1000人の人が聴いているわけです。あるいはそうでないときでもたくさんの人が聴いています。そしてみんなで聴いていて、ワイワイやりながら話し合って立たせられている人がいる。前から取った写真を厚労省に出すと、この写真一枚で押田先生の講演だというのがわかるという、そのくらい特徴的なものです。やはりそういうふうにして、ただ聴いて帰るのではなくて、みんなでワイワイやりながら知識を自分たちのものにしてゆくというのが大事で、この笑っているのが実は大切なのです。この写真は前から撮れといつも言っているのです。この写真一枚で厚生労働省は、押田先生の講演受けたのだったらある一定のレベルにきていますねという、そのくらいの認識までになったわけです。

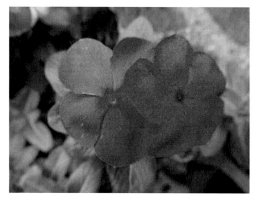

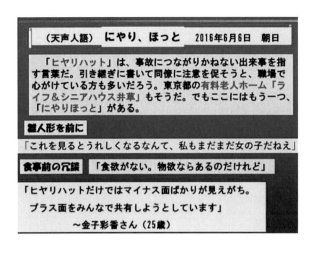

ヒヤリハットは事故防止に役立つのですけれども、ヒヤリハットというのは、ヒヤッとした、ハッとしたということで、事故につながりかねないということなのです。

朝日新聞の天声人語で「にやりほっと」というのが出てきた。例えば老人ホームであったということですけれども、雛祭りを前にして雛人形をある女の患者さんがつくりました。「これを見ると嬉しくなるなんて、私もまだ女の子だねえ」にやりほっとする。こういうのが出てきて、えっ！と思って読んだら、食事の前の冗談で、「食欲がない。物欲ならあるのだけれど…」と言ったという。老人ホームでなるほどと、これが「にやりほっと」というのだ。ヒヤリハットだけではマイナス面ばかり見がちですけれども、プラス面をみんなで共有しようとしていますという、こういう投稿があったということで、ここに紹介されていました。ヒヤリハット以外に「にやりほっと」も大事だと、こういうふうに言われます。

（3）医療訴訟の数の変動

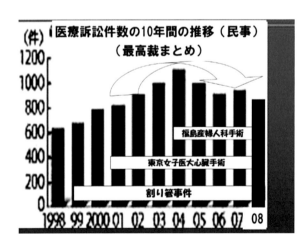

前のときにお話ししましたように、2000年前後から大きな医療事故が新聞報道されるようになりまして、医療訴訟の数がどんどん増えて、1000件を超えるようになった。昔は500件もなかったのが、1000件を超えるようになった。しかしいくら訴えても勝てないということがわかりました。そういうなかで出てきたのが、一つは杏林大学の割り箸事件というものです。長く訴訟をやりましたけれども、最終的には、ある一定の責任はあるということになりましたが、長い時間がかかりました。東京女子医大の心臓の手術でカルテを書き換えたかどうかというので、大きな問題になったりしました。あるいは、福島県の産婦人科の事件で無罪判決が出た。こういうことを踏まえまして、1000件を超えていた訴訟件数はどんどん減って、700件、800件ぐらいに落ちてくるわけです。

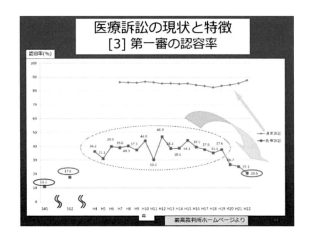

この歴史も調べてみなくてはいけない。前の時間にもお話ししましたように、上のほうのグラフが通常の裁判です。民事裁判ですけれども、「お金を貸したのに返してくれない。返しなさいよ。借用書ありますよ」と言って訴訟すれば大体85％ぐらいは勝つのです。これは当たり前の話です。ところが医療に関する裁判は40％ぐらいしか勝てなかった。それがどんどん下がってきて、20％ぐらいになってしまった。でもこれは歴史を知らないのです。もっと前、昭和62年を見ますと17.6％だった。これは私が東京に移った頃です。もっと前は11.1％だった。だから私が医療事故の研究を始めたころには、訴訟をしても勝てる確率は1割しかなかった。あるいは17％しかなかった。それが2000年前後からドーッと40％ぐらいに上がったのですけれども、それが下がってきて、また20％前後に落ち着いてきている。こういう歴史なのです。ですから歴史をずっと見てみると、都立広尾病院の薬の間違いと、横浜市立大学病院の患者取り違え事件というのが有名ですけれども、このときに私は、医療事故に関するビデオをつくったわけです。

　そのあと、どんどんカルテ改ざんが表に出るとか色々出てきまして、判決も変わってきました。有責の増加です。民事裁判ですからお金を払えという判決も40％台になったのですけれども、控訴しますとそれがまたひっくり返ってくる。こういうことで、どんどんまた昔に戻りつつあるということになりました。

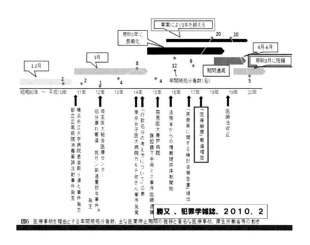

　事案により色々な特徴があるのですけれども、このままいったら医療が崩壊してしまうよという、平成17年に「医療崩壊」報道というのがあります。それが注目されて、お医者さんを訴えていたら医療が崩壊してしまうよという、逆に慎重論みたいなものが出るようになってくる。そういうことで、社会情勢というのは日に日に変わってくるということを、私も実感いたしました。医療がこのままは壊れるぞというのは、現在のコロナの騒動では毎日のように報道されていますけれども、

このときにもやはりこんなことで良いのだろうかというような報道もされるようになっていました。

　医療事故のときの行政処分も、昔は1ヶ月、2ヶ月ぐらいの軽いもので、反省をしたら医療の現場に勉強して戻ってきなさいよということだったのですけれども、それが事案により1年間の業務停止というと、これはもう医師とか看護師さんを辞めようと考えざるを得なくなるような状況になっていったわけです。それがまた4ヶ月、あるいは3ヶ月ぐらいに減少傾向になってきているということであります。

2．病院内の医療安全対策

（1）看護記録

　病院内の医療安全対策というのは、どういうふうにしてやってゆくのかということになってきます。例えば看護記録は非常に大切です。看護師さんは毎日のように患者さんに付き添っています。事故が起こったときには、いつ・どこで・誰が・何をしたか、あるいは何をしなかったかということを書きなさい。これは基本です。いつ、何が、何時何分に起こったその内容が看護水準に合っているかどうか。時効になっていないかとか。そういうためには実施の時刻・時期というのは大切です。それからどこで、外来なのか手術室なのか、これも大事です。誰が、何をしたか。あるいは何をするべきなのにしなかったか。そして誰がこれを書いたか、必ず署名しなさい。

　看護関係の本を見ますと、正確・詳細・具体的・簡潔にと書いてある。日本語で書くと簡単じゃないの。日本語で簡単に書けば良いではないか。いや正確、詳細に書いているのに簡潔なの？　実際にどうして良いかわからない。これが現場に大混乱を巻き起こしているという一例をお見せします。

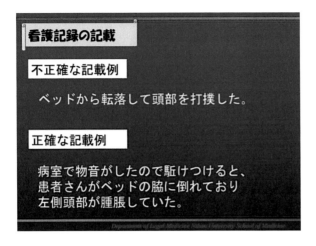

不正確な記載例の一例として、「ベッドから転落して頭部を打撲した」。いつと書いていない。頭部を打撲したというのは、患者さんがベッドから落ちた一部始終を見ていたのに、それをそのままにしていたと受け取られる。こんな書き方で良いのですか。実際そうではないでしょう。

聞いてみると、病室でドンという音がしたので駆け付けてみると、患者さんがベッドの脇に倒れており、調べてみたら左側頭部が腫れていた。上の記載だと頭から落ちてゆくのを見ていたわけですから、損害賠償金を払えとなる。下の記載だと、えっと思って駆け付けたら、落ちたあとに頭に損傷があった。落ちたのは自分の責任でしょう。勝手にトイレに行こうと思ってベッドから落ちたのではないの？ 自業自得ではないの？ となりかねない。この書いてある内容は似ているのだけれども、全然違うのです。このことに気が付く必要がある。そういうことを私は色々な病院で話しましたら、たまたまがんセンターの看護部長さんが、ある国立大学の看護部長になって異動していた。そこで私の講演を聴いて感動したのかもしれませんが、また来てくださいということで行きました。

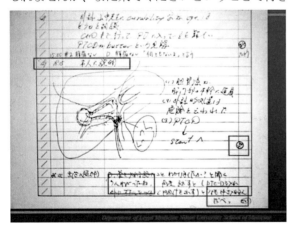

大学病院に行ったときに何をしたかというと、まずあなたの病院の今のカルテをちょっと見せてくださいと言ったらカルテを見せてくれました。そうすると、一番上のほうに小さい判を押しているのは看護師さんです。ドクターは腹痛なし、何もないよと言ったと書いてある。それでサインしている。18時15分。本人に説明と書いてある。上と筆跡が違う。見ると肝臓の図が書いてあって、ここがくっ付いている。こういうふうにして手術しよう。これを書いているのはドクター。そしてドクターの判子が押してある。ほかの病院ではほとんどドクターは判を押していない。その看護部長さんが赴任して、「あなたたちは、お医者さんが患者さんに説明したら、全部判を押すのだよ」と指導しているということがこれでわかりました。それで上の看護記録との間に一行も空いていない。これが大事なのです。あとから書き足すことができないようにするということを教えたわけです。そうしたら20時、主治医の話として、管を入れるこ

とはわかりましたかと聞いたら、その次が大切です。「うんわがったね」この方言で書く、これが一番大切です。患者さんが言ったとおり書く。それを教えていたのですけれども、そのとおり書いている。それでその次のところに、「何々だべ」と書いてある。これも大切なのです。田舎のお爺ちゃんはわかりましたなんて言うはずがない。「わがったね」と言う。そして、「…だべ」と言った。これが大切なのです。これを教えたとおり病院の中でみんなにも言っているなということで、これを見ただけでレベルがわかるわけです。こういうことを私は見てゆきます。サインしているということ、こういう方言が大切です。だから沖縄に行きましたら沖縄の方言で書いて、方言だけではほかの人が見てわからないから、カッコして、了解したと簡単に書くのです。これを教えているわけです。「なも中さ入れんだべ」。これはもうあとで爺ちゃん聞いていませんとか言ったってだめですよ。こういうことになってくるわけです。

（2）転倒・転落・墜落の責任

転倒・転落・墜落は薬の間違いの次に多いのですけれども、左記は、東京消防庁の定義だそうです。転倒というのは、同一平面でバランスを失って倒れてケガをしたもの。つまり、押されたり突き飛ばされたり、スリップしたり、つまずいたり。同一平面で倒れる。これを転倒と言う。転落というのは、高低差のある場所から地表面、または静止位置までのスロープなどに接触しながら転がり落ちてゆくもの。これを転落と言う。墜落というのは、高い所から地表または静止状態まで転落してゆく。どこにも触らないで、一部触ったとしても高い所からドーンと落ちてゆくのは墜落。転びながら落ちてゆくのは転落。同一平面で倒れるのは転倒。こういうふうに定義しているということです。これさえわからない人は多いのですけれども、こういうことで勉強して、なるほどと思ってそういうことを皆さんに披露しているわけです。

　この転倒・転落事故の場合には、前の時間に話しましたように民事責任・刑事責任・行政責任の前に、実は患者側の要因がありますか、というのがあります。例えば、睡眠薬を飲んで虚ろになっているときに倒れた。そういうことがないですか。あるいは病院施設の問題で、平らなところを滑らないようになっているのに、雨がポチャポチャときて濡れていませんでしたか。あるいは事故前に付き添いの人がいたのに、付き添いの人が帰ったあとに事故起こっていませんかとか。転倒・転落の場合には、民事責任・刑事責任などを考える前にこういう患者さん側の要因というのも重要です。

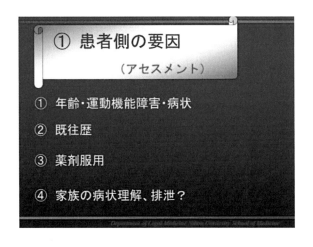

① 患者側の要因
（アセスメント）

① 年齢・運動機能障害・病状

② 既往歴

③ 薬剤服用

④ 家族の病状理解、排泄？

では、どんなことが患者さん側の要因としてあるかと言うと、一つは年齢。90歳のお爺さんが倒れたというのと、50歳の患者さんが倒れたというのでは違うのではないですか。そしてもう一つは、片足が麻痺している人、そういう人では違うのではないですか。それどうなっていますかということをチェックします。それから今までに病気をしたことがありますか。脳出血をして半身があまりよく動きません。長嶋さんと同じですかとか、そういうことを一つひとつチェックしてゆく。それからもう一つは、薬を飲んだ直後ではないですか。あるいは睡眠薬なんかを飲んでいませんか。ほかにも手足が危なくなるような薬を飲んでいませんかというチェックをするところが必要です。それからあとはもう一つ、家族が爺ちゃんそろそろ危ないよね、トイレに行くのをやめなさいと言っているのに、「絶対俺はこんな部屋の中なんかでトイレしない。トイレはあっちでやる」と絶対言うことを聞かない。お爺ちゃんいつ転ぶかわからないよねと理解しているかどうか。そういう家族の理解がどうなっているか。そういうことを一つずつ調べていって、そして最終的には民事責任・刑事責任・行政責任があるかどうかというのを見てゆくわけですけれども、その前にもう一つ、病院の施設の要因として何が考えられるか。

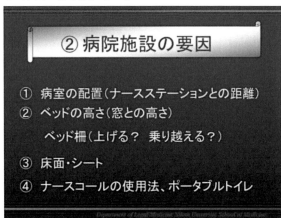

② 病院施設の要因

① 病室の配置（ナースステーションとの距離）
② ベッドの高さ（窓との高さ）
　　ベッド柵（上げる？　乗り越える？）
③ 床面・シート
④ ナースコールの使用法、ポータブルトイレ

一つは、病室の配置がどうなっているか。倒れやすい患者さんなのに、ナースステーションのすぐ近くに配置になっていましたか。それとも遠く離れていましたか。これは大問題です。

それからもう一つは、ベッドの高さが問題です。特に小児科の場合気を付けなければいけないのですけれども、病室には窓があります。窓際にベッドを置くとなぜ危ないか。子どもはすぐに立ち上がろうとする。ベッドの柵につかまって立ち上がるわけです。そして頭が重いですから、頭からコロッと落ちていく。その外側の窓が開いていればどういうことが起こるか。一方、ベッドの柵を上げたほうが良いですか。上げないほうが良いですか。これは大問題なのです。一般的にはベッドの柵を上げていなかったから落ちたとみなしているのです。ところが、絶対トイレに行こうという人は、ベッドの柵を上げ

ても乗り越えてゆくのです。ベッドの柵を乗り越えると大ケガをするのです。ベッドから落ちても大したケガではないです。皆さんはどちらを選ぶのですかと言うと、みんな隣の人と顔見合わせてどうしようどうしようとなる。だからベッドの柵を上げれば良いと言っているのは、「マスゴミ」のほうの人たちで、「ゴメンテーター」が言っていることなのです。本当にそれで良いのですか。

　ベッドの柵を上げたら絶対大ケガをしたりして死にますよ。乗り越えたのは本人の責任になるのですけれども、「そういうことはやめてください。トイレに行くときには一緒に行きますから、必ずナースコール押してください」と言うのだけれども、お爺ちゃん、お婆ちゃんたちは、ある程度年齢がいった人は絶対一人で行くというふうになる。そういうことを理解しているかどうか。こういうことが大切です。

　それからもう一つは、床面が滑りやすいかどうか。シートが濡れていて滑ったかどうかとか、これは非常に大事なことです。もう一つは、「何かあったときにはナースコール押してください」と言っておくのです。ポータブルトイレは置いておくのだけれども、絶対嫌だと。自分はこの部屋の中でトイレなんか行かないというのが、お爺さん、お婆さんの言ってみれば考え方の基本になっている人も結構いるのです。そのへんのことになると、さあどうする。それはお爺ちゃん、お婆ちゃんの勝手な意見ではないですかということになってくる。そのへんの事実関係をしっかりと調べたほうが良いですよということを私はアドバイスしています。

　病院のベッドというのは、皆さんどのぐらいの高さだか知っていますか。明治時代の日本に入ってきた最初のベッドというのは、実は岐阜県に歴史博物館があるのです。あそこへ行きますと日本に最初に入ったベッドが置いてあります。その高さはどれぐらいだと思いますか。普通の机に座ってごらんと言っても大変です。ここから落ちたら結構大変なことになる。実は医療の世界というのは歴史がありまして、ベッドが低いと病院が買ってくれないのです。なぜだか知っていますか。看護師さんの腰が痛むから。患者さんがその高さだと処置するのにやりやすいでしょう。だから看護師さんから見ると高いベッドのほうが良いのです。けれども患者さんのケガとか安全対策を考えると、実は処置するときには高くて、処置が終わったら寝るときには低くするというのが良いのですけれども、こういうベッドは値段が高いのです。その話をすると、某ベッド会社が「押田先生、もっと話してください」と来るのだけれども、なかなかそうはできない。

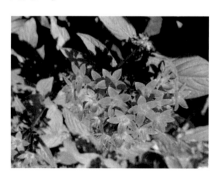

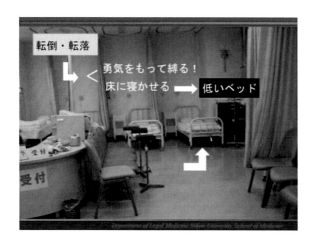

そういうなかで、ある講演に呼ばれたときに、ナースステーションの横を見たら、ベッドが低いです。寝るときのベッドの高さはこうなるのです。「おお、おまえたち、よく転倒・転落のこと考えているね。この高さのベッド買ったのかね？　看護師さんは反対しなかったかね？」と言った。「うちでは勇気を持って縛るか、そうでなければ床に寝かせるかしたいですけれども、床に寝かせると言うと看護協会のほうから衛生的に問題があるといってトラブルになるので、しょうがないから低いベッドを買ったのです。処置するときに高くするのはお金がかかりますけれども、ひざまずいてやればいいのです」と言った。

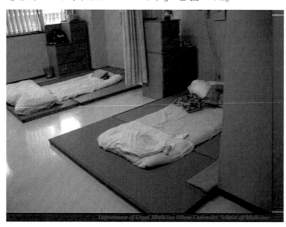

良い病院だなと思って、もう一つ別な病院に行ったら、ビックリしました。床に寝かせていたのです。実は床に寝かせている拘置所があるのです。私は全国の拘置所を手品で慰問はしているのですけれども、そうではなくて、実際に実は見たこともあります。暴れまくる、いつ死ぬかわからないような人は手足を縛って、床に布団を敷いていたのです。東京にあるのです。現実に見ました。それ以来初めてです。病院でやっているのは、私が見たのはこの病院だけです。あとはやると衛生上問題があると看護協会のほうからやるなという命令がきていると聞いています。ですから、この転倒・転落についてはこういう色々な患者さん側の要因もあるし、病院施設側の要因もあるのだけれども、もう一つ事故前後の対応というのを考える必要もあるのです。

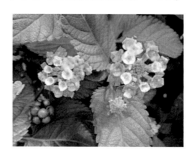

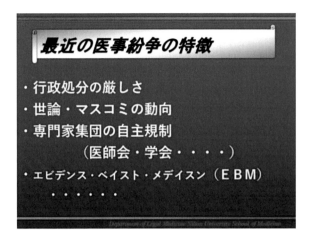

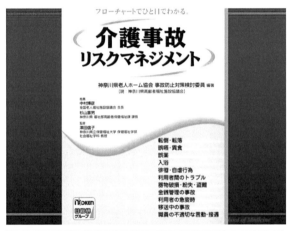

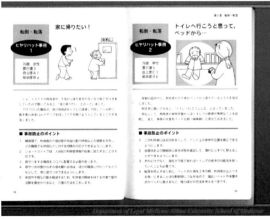

例えば最近の医療関係の紛争の特徴としては、行政処分が厳しくなってきた。こういう一つの傾向だったけれども、世論・マスコミの動向もあって、こういうことについて結構意見が出てくる。それから専門家集団の自主規制もある。例えば医師会では縛って良いのか。自分の病院は縛らないと言う。では、暴れる患者さんはどうするのか。ほかの病院に行ってもらうかとか。こういうことを考えなくてはいけなくなる。そこへ出てきたのは、エビデンス・ベイスト・メディスンでEBMというのが出てきまして、証拠がなければいけないという考え方です。

そういうことで、いくつか新しい本も出てきました。こういう「介護事故」手足を補助するだけではなくて、介護が必要なときに起こってくるリスクマネジメントをどうするか。この一番大きな問題は、薬もそうですけれども、家に帰りたい、トイレに行きたい、絶対に言うことを聞かない。そういうときにどうしたら良いですか。トイレに行こうと思ってベッドから落ちる。これが一番多いのですけれども、こういうお爺さん、お婆さんをどうしたら良いのか。これが大きなポイントです。こういうときには家族と一緒に見てもらう。その病院の言っていることを、お爺ちゃん、お婆ちゃん、患者さんが言うことを聞かない。これは病院の責任として良いのかどうか。だったら、自宅に連れて帰ってください。自宅でやってくださいよとなってしまう。しかし、やはり病気を抱えている。さあ、どうしたら良いか。病院に色々お願いするということになってくるわけです。こういう複雑な問題が現場にはあるという

ことを知って、対応しなければいけませんよということに今日は留めておきたいと思います。

（3）医療事故の現場

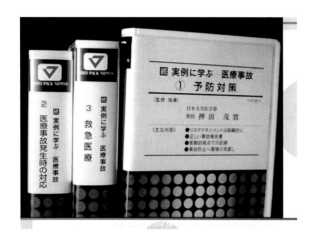

さあ、現実に医療事故ってどうなのか。再現ドラマは全部できませんが、私はたまたま縁がありまして、事故についてビデオを最初に6巻つくりましたらどんどん売れるような世の中になったら、「柳の下にドジョウがいるのに、先生はドジョウを獲らないのですか?」と言われて、そうか、続編をつくらなければいけないということで、続編をつくりました。一つは、リスクマネジメントというのはどうなのですか。予防対策は本当にできているのですか。もう一つは、医療事故が発生したときの対応に問題はありませんか。もう一つは、やはり救急の医療です。この3つを続編でつくりましたら、これがまた飛ぶように売れました。なぜか。迫力があるからです。それではビデオを見ていただきます。

ナレーター：4ヶ月の男の子が発熱で金曜日に近くの病院を受診し、その日は帰宅しました。土曜日になっても症状が改善せず、日曜日になると更に症状が重くなり、休日診療所を受診。そのあと地域の基幹病院に入院することになりました。
医師1：これから入院して、色々な検査をさせてください。

ナレーター：このとき基幹病院の小児科の先生が、仮性クループ[39]という診断をして母親に説明。
医師1：診断としましては仮性グループですね。これから処置をします。

ナレーター：酸素吸入、ステロイド注射、抗生物質の与薬などの治療を行いました。
医師1：点滴が入ったから、これで酸素を上げて抗生剤の点滴をして、あとはステロイド剤の点滴を行います。準備をしてください。
看護師：はい。わかりました。

---

[39] 仮性クループ：ウイルスが感染して、喉頭部や声門のすぐ下の粘膜がはれることによって、気道が狭くなり、呼吸特に息を吸うときに呼吸困難が起こる病気。

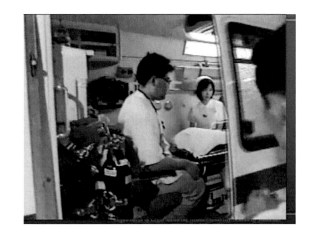

ナレーター：呼吸状態が改善しないため、子ども専用のICUもある所に転送したほうがよいと判断され、転院することになりました。

医師1：この病院でできることをしているのですけれども、なかなか改善しません。小児の集中治療看護ができる大きな病院へこれから搬送させていただきたいのですけれども、よろしいでしょうか？

母親：はい。わかりました。

ナレーター：しかし、男の子は転送中に呼吸が止まり、病院に到着して心臓マッサージを行ったのですが死亡が確認されました。

医師2：お母さん、誠に残念ですがご臨終です。先生死因はどうしましょうか？

医師3：そうですね、ちょっと死因がわからないところがあるので、ここは監察医制度があるので解剖しましょう。

母親：ダイスケ！

ナレーター：さて、この事例ですが、主治医と看護師さんは事務長などに経過報告を行いました。

男性1：どうしたのですか？

医師1：仮性クループの患者さんだったのですけれども、途中で急変されたのです。そうですね？

看護師：はい

ナレーター：しかし、思わぬ展開が待っていました。

男性2：解剖はされたのでしょうか？

医師1：解剖はしましたけれども、まだその結果は出ていません

男性1：はい。事務長室です。マツイさんのご家族が見えているそうです。暴力団の構成員だそうです。

ナレーター：男の子の父親が暴力団の構成員だったのです。

女性：失礼いたします。お茶はお出しするのでしょうか？

ナレーター：このような状況になったとき、皆さんならどのように行動しますか。この事例では、今後の展開として暴力団の父親が次のように言ってくることが考えられます。

父親：「なんで葬式に来なかったんだ！」「謝れよ！」「おまえは人殺しか！」「誠意を見せろよ！」「タダで済むと思っているのか！」「闇夜もあるぞ！」

ナレーター：このような場合、皆さんでしたらどのように対応しますか。もっとも大切なことは、毅然とした態度で相手と話をすることです。では、このような場合の答え方の一例をご覧いただきましょう。

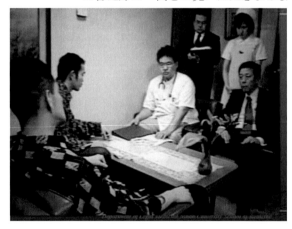

父親：なんで葬式に来なかったんだ！

男性3：なんでだって聞いているんだ！

医師1：私は行こうとしたのですけれども、院長に相談しましたら止められましたので…。

ナレーター：このように上司に責任を持ってゆく方法があります。

父親：謝れよ！

医師1：現在解剖結果がまだ出ておりませんので、解剖結果に従いたいと思います。

父親：誠意を見せろよ！

男性3：誠意を見せろつってんだよ！

病院長：具体的にはどういうことでしょう？

ナレーター：このとき相手が具体的な金額を言った場合には、それを録音して証拠にし、警察に届けると、相手は刑法の恐喝罪に問われることになります。

父親：タダで済むと思っているのか！

男性3：タダで済むと思っているのか！

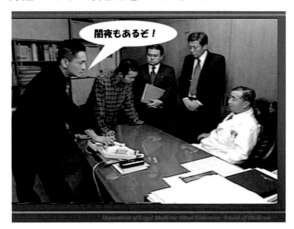

父親：闇夜もあるぞ！

男性3：闇夜もあんぞ！

病院長：それは具体的にはどう
　　　いうことですか？

ナレーター：闇夜がくるのは当た
　　　　り前だ、というよう
　　　　な答え方はせず、こ
　　　　のように逆に聞い
　　　　てゆきます。

女性：ガラスの灰皿危ないのでステンレスの灰皿にお取り替えいたしましょうか？

男性1：いや、ガラスのままでいい。ガラスの花瓶があったよね。あれ持ってきて、ここ
　　　に。

女性：はい。かしこまりました。

父親：なんで葬式に来なかったんだ！ハッキリしろよ！

　　　ガシャ！

ナレーター：ガラスや陶器の灰皿などを割ったりすれば、器物破損罪で警察に逮捕しても
　　　　らうこともできます。この事例では、死亡した男の子の父親が所属する暴力
　　　　団の上に、さらに暴力団が存在していました。その上部暴力団の組長の子ど
　　　　もを小児科の先生が治療したことがあり、大変感謝されていることがわかり
　　　　ました。

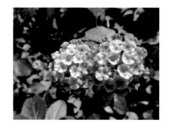

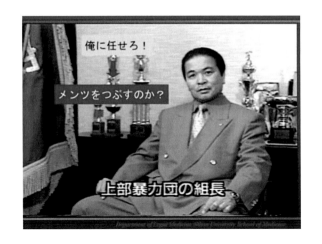

組長：あの小児科の先生は良い
　　　先生で、俺の長男が病気
　　　のときには寝ないで治療
　　　してくれた命の恩人なの
　　　だ。病院には迷惑かける
　　　な。わかったな。

ナレーター：組長がこのように言ってくれたので、その後男の子の父親は嫌がらせに来な
　　　　　　くなったそうです。地域で医療活動を行っていると、患者さんの中には医師
　　　　　　をかばってくれる方が必ずいます。これが地域医療の特性ではないでしょう
　　　　　　か。

　このくらいで止めておきます。これは病院の事務長役、それから担当者の職員もすべて
本職で、日大病院で日曜日に全部録画で撮ったのです。暴力団の父親役の人は、実は小児
科のお医者さんで、普段は物凄く優しい私の教え子なのですけれども、メガネをかけてい
る。近眼なのですけれども、メガネを取ると近眼の人は怖いフンイキです。この衣装は全
部テレビ朝日の本当の暴力団の役の人が着る衣装なのです。おまえは今日から暴力団の役
をやるのだ。なぜかと言ったら、頭をちょうど刈り上げていたのでいいなと思って、「おま
え向いているから暴力団の役をやれ」と言ったら、すっかりその気になりました。もう一
人右側のほうの人は、医学部の5年生の学生だったのですけれども、いつも私のところに
日本酒を飲みに来ていた学生なのですけれども、「おまえもやれ」と言ったら、二人が喜ん
で、一生の間でもう二度とないだろうと思ってやってくれました。白衣を着た人は本当の
病院長。病院を挙げて応援してくれましたけれども、現職の病院長を平の医局員と学生が
脅かすのですから、これは二度とないわけです。闇夜もあるぞとか言いましたけれども、
問題は闇夜もあるぞというのはなんですか。恐喝罪になるかどうか。闇夜があるのは当た
り前なのです。当然の真理を言っているだけなのです。闇夜もあるぞと言うと、みんな怖
いと思うかもしれません。私たちは闇夜がくると言ったら、明るい夜が近いねと考える。
だからものの見方というのは、色々違うということです。それでタダで済むかと言ってい
るのだから、タダでなければいくらおまえ請求するんだというところを録音すれば、1億
円と言ったらもうこれは恐喝罪になる。金額を言わないとやはり恐喝罪にはならない。こ
ういうことになるのです。タダで済むわけはないぞと言ったって、タダというのはいくら
なのか。それが500万円なのか1000万円なのか1億円なのかが問題です。これを具体的
にはいくらぐらいですかと聞くのが管理職の仕事です。

さあ、そこへ上部暴力団の組長出てきましたけれども、これは本当の組長ではありません。これは事務長レベルの私がよく知っている人ですけれども、「やっちゃんになれ。金色のネクタイしろ」と言ったら喜んでやりまして、後ろにあるメダルとかは、全部私がボーリング大会で取った優勝杯です。この下がっている旗は実は日大の校旗ですけれども、一部だけ見せると本当の暴力団の組長のところみたいに見えます。上部暴力団の組長が任せろと言ったのに、そこでまたトラブルを起こしたら、その組員は、今度は内部でいなくなるわけです。俺のメンツを潰したらタダじゃおかないぞというのが暴力団の中のルールだということです。こういうことを知らないでいたら、対応ができなくて怖い怖いとなってしまうのです。そういうことを一つずつ教えているわけです。

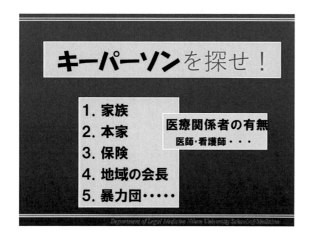

　文句を言ってきたときには、キーパーソンを探せということを教えているわけです。例えば家族が言ってきたときに、家族そのものはもう頭が真っ白けになっているわけです。ところが、実家のお爺さんというのが一番偉い。田舎のほうでは、「実家のお爺さんにおまえ報告したのか?」「言っていません」だったら、もうそこで終わりです。

　あるいは家族の中に医療関係者がいるかどうか。これがポイントです。薬を注射したときに、死ぬ確率というのは一定の程度あるということは、医療関係者だったらみんな知っているわけです。医療関係者がいるということは、別なお医者さんから説明されるのではなくて、身内から説明されるから、そうか病気が重かったのだよねということに気が付いてくれる。あるいは本当に本家、分家、色々あるわけです。そしてそこにまた保険が入っているかどうか。これも大切です。それから地区町内会の会長と親しいかどうか。あるいは暴力団の関係がありそうだったら、「何々組の親分知っていますか。親分はよくうちに来て治療してもらっています。この前ほっぺたを切られたときには、跡形もないように縫うか、傷跡を残すかで聞いてみたら、傷跡を残せと言うから傷跡が残るように縫ってあげましたよ」と言った瞬間に、暴力団関係だったらヤベえとなります。親分がここで先生にお世話になっているのだと、こういうことをわかるようにしなさいと、こう言っているわけです。とにかく医療関係者の有無は非常に大切です。

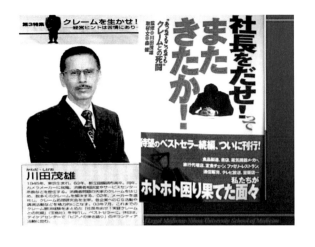

　講演をしているときに、とんでもない本が出版されてきました。これは「社長をだせ！」という題名の本ですけれども、クレームとの死闘と書いてあります。これは面白いな。私が言っている内容と同じようなことを書いてくれている人がいると思って著者を調べ、顔見たらぶったまげました。完全にそっち系の顔しているのですけれども、この本が売れまして、すぐに「またきたか！」と再版になって、よく調べたら、べつに暴力団関係ではないのですけれども、カメラ会社のメーカーに勤めている方で、クレーム対応だというのです。この人がもし出ていったら、普通の人だったらみんな結構ですと言う。病院と違って今度はカメラがちょっとうまくゆかないと言って文句をつけてくるわけですけれども、そのときこの人が何か文句があるのですかと出ていったら、結構ですとなりそうだなと思って、この人凄いなと思いましたけれども、次々と本を出版しています。

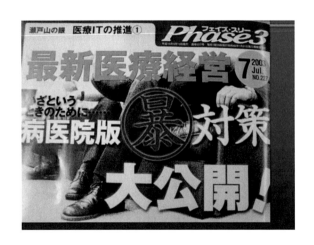

　色々な暴力団対策というのも出ています。警察関係の仕事でやっている人は暴力団のことをマル暴と言うのです。893（ハチキュウサン）ではないです。これを893（ヤクザ）と言います。兄貴、ここですぜ、この病院だよとこんな奴が来る。あるいは説明しに来いと言って、行ったら任侠と書いてある。完全にそっち系ですけれども、そういう所に行ったときどうするか。あるいは「おまえら、こういう新製品が出たんだよ。契約しろ。ヨロシク！」と言ってきたときにどうしたら良いか。色々なことがあるわけです。あるいは、「買ってもらおうか」ではなくて、「買うてもらおうか」と言ってくる。完全にそっち系ですけれども、時価では数千円しかしないものを、丸が2つぐらい付いた値段のモノを「買うてもらおうか！」とこうくる。さあ、どうしたら良いか。

（4）リスクマネジメントのできる病院

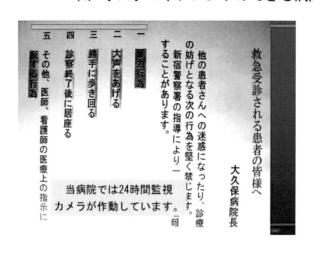

救急受診される患者の皆様へ

大久保病院院長

他の患者さんへの迷惑になったり、診療の妨げとなる次の行為を堅く禁じます。

一 暴力行為
二 大声をあげる
三 勝手に歩き回る
四 診察終了後に居座る
五 その他、医師、看護師の医療上の指示に反する行為

新宿警察署の指導により一一〇番通報することがあります。

当病院では24時間監視カメラが作動しています。

私が病院で色々講演した中で、一番危険性が高いなと思ったのは、実は昔は都立だった、大久保病院という歌舞伎町のすぐ裏の病院です。そこへ講演を頼まれたのですけれども、この病院はリスクマネジメントが物凄くよくできている。私が色々アドバイスする前から。ここは、患者さんが救急で来た場合に、そのまま居座ったりする人が多い。なぜかと言うと宿がないから。病院に居たら3食昼寝付きのご飯が出るから、だから帰らない。「診察終了後に居座るのはやめてください。その他医療上の指示に反する行為があった場合には、新宿警察署の指導により110番通報します」と書いてある。これは非常に良い。もう一つ付け加えてください。「当病院では24時間監視カメラが作動しています」というのを、玄関の所へでっかく書くように私が教えた。これがあるとないでは全然違う。全部証拠になりますから。そこへ居座って何分間居たか、全部記録になる。そういう監視カメラが24時間動いています。実際は動いていなくても、そういうことを書いたほうが良いですよ、というふうにアドバイスしました。

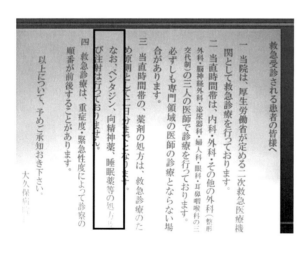

救急受診される患者の皆様へ

一 当院は、厚生労働省が定める二次救急医療機関として救急診療を行っております。

二 当直時間帯は、内科・外科・その他の外科（整形外科・脳神経外科・泌尿器科・婦人科・眼科・耳鼻咽喉科の三交代制）の三人の医師で診療を行っております。必ずしも専門領域の医師の診療とならない場合があります。

三 当直時間帯の、薬剤の処方は、救急診療のため原則として二日分までとなります。なお「ペンタジン、向精神薬、睡眠薬等の処方及び注射は行っておりません」

四 救急診療は、重症度・緊急性度によって診察の順番が前後することがあります。

以上について、予めご承知おき下さい。

大久保病院

そういうなかで、もっと怖いのは薬です。「ペンタジン・向精神薬・睡眠薬等の処方及び注射は行っておりません」こういう覚せい剤中毒とかそういう人たちがここに頼り切りになりがちだ。そういう薬はやっておりませんよということを明示しなさいということで、こうやっていました。これは非常に素晴らしい。感動しました。医療事故の劇も非常にうまかったので、全国の幹部の職員のところで再現ドラマもやってもらいました。

このモンスター患者さんというのが最近多いのです。「待たせるなら金は払わない」「これを注射しろ」と、そういうことを自分で言ってくる。こういう人に対してどうしたら良いか。対応マニュアルをつくりました。暴言には1人ではなくて3人以上のスタッフで対処する。1人いたら3人、2人来たら5人、3人来たら9人とか、そういうふうにして対応しなさい。それから要求に応じて謝罪文や念書は

モンスター患者に対策続々　対応指針、警察と連携も

2009年4月3日　提供：共同通信社

「待たせるなら金は払わない」「（自分で薬剤を指定し）これを注射しろ」。医師らに理不尽な要求をしたり、時には暴力を振るったりする「モンスター患者」への対応に各地の医療機関が乗り出している。

徳島県阿南市の阿南共栄病院は1月、対応マニュアルを作成した。（1）暴言には3人以上のスタッフで対処（2）要求に応じて謝罪文や念書は提出しない（3）暴力行為は110番—などの内容だ。昨年12月には徳島県警の協力を得て研修会も実施。警察官がモンスター患者役を務めて実演を行い、「やりとりは必ず記録する」といった助言を受けた。2月からは、情報を共有するため具体的なケースを基にした事例検討会も開いている。同病院の篠原看護部長（57）は「対処法を知ったことで最近は大きなトラブルが減っている。職員に余裕が出て、患者への優しさにもつながった」と話す。「警察に協力を求めず□□に済む状態が理想的だが…」とも打ち明けた。

提出しない。暴力行為は110番通報します。そういうことを警察の協力を得て実際にやる。そのときに警察官がモンスター患者役も務めて実演も行った。非常に良いことですね。こういうことを記載している新聞が出てきました。

女性看護師4人を土下座1時間、言いがかり患者逮捕
読売　21.3.10

新潟県警○○西署は9日、新潟市、無職金○英容疑者（42）を威力業務妨害と暴行の疑いで逮捕した。

発表によると、金○容疑者は1月29日午前1時頃、当時入院していた同区内の病院の廊下で、女性看護師4人を約1時間にわたって土下座させるなどとして病院の業務を妨害したうえ、仲裁に入った男性医師（26）の顔を殴った疑い。

金○容疑者は1月28日に内科系の病気で入院。同日深夜にナースコールで女性看護師を病室に呼んだ際、「来るのが遅い、顔を見て笑った」などと言いがかりをつけた。

さらに、病院から出て行こうとしたため、看護師4人が引き留めたところ、「なぜ、言うことを聞かなければならないんだ。謝れ」などと言い、ナースステーション前の廊下で4人を土下座させたという。

病院側は事件後、県警に相談し、金○容疑者は間もなく転院。治療が一段落したため逮捕された。

しかし、中には女性看護師4人を約1時間にわたって土下座をさせた。こういうとんでもない患者もいる。忙しいときにこういうふうになっている。仲裁に入った男性医師の顔を殴った。こういうのは許すわけにゆかない。あるいは深夜にナースコールで病室に呼んで、「来るのが遅い！何をやっているんだ！顔見ててめえ笑ったな！」と言いがかりをつけたりする。そういうあくどい患者さんが増えてきている。そういうときどうしたら良いか。こんなことになってきました。それから4人部屋ということになりますと、隣で咳がうるさいとかいうので、それを注意したときに、「文句があるのか！」と言い返されて、立腹して男性を襲ったとか、こういう考えられないようなことが今病院の中では起こるのです。気を付けてください。

「せきがうるさい」で口論、同室の入院患者刺す
読売　22.2.11

病院で同室の入院患者をナイフで刺して重傷を負わせたとして、大阪府警北堺署は11日、入院中の大阪市西成区、無職衛○○郎容疑者（63）を殺人未遂容疑で逮捕した。

発表によると、衛○容疑者は同日午前2時半頃、堺市北区の近畿中央胸部疾患センターの病室で、就寝中の無職男性（64）の首を持っていた折りたたみ式ナイフ（刃渡り6センチ）で2度刺した疑い。

男性はすぐにナースコールを押し、駆けつけた病院の当直職員が衛○容疑者からナイフを取り上げた。男性は首やほおを切る重傷。

病室には衛○容疑者ら結核患者3人が入院。衛○容疑者は3日前に入院したばかりで、前夜に男性に対して「せきがうるさい」と注意したところ、「文句があるのか」と言い返されて立腹し、男性を襲った。調べに対し、「殺すつもりはなく、痛めつけようと思った」と話しているという。

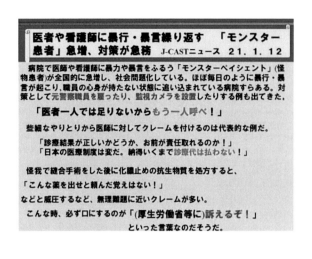

こういうモンスター患者さんに対する対応というのは大問題でありまして、このために一つは、「元警察官を雇いなさい」。昔は、警察官はパチンコ屋さんとか色々なところに再就職があったのですけれども、最近あまりありません。

病院でその人の顔を出した瞬間に暴力団が「結構です」と一目瞭然で変わります。たまたま私の高校の同級生が警視庁の暴力団担当の一番上にいたのですけれども、そういう人たちは背広です。制服を着ない。私と一緒に歌舞伎町を歩いた瞬間に呼びこみをしている人も含めて全員いなくなります。暴力団関係では有名ですから。彼と一緒に歌舞伎町を歩いた瞬間に世の中はもうガラッと変わるのです。だから暴力団もわかっている元警察官を雇うのも一つです。あとは監視カメラを設置する。「医者一人では足りないからもう一人医者を呼べ！」と言ってくる。このときどうしたら良いか。「診療結果について、おまえ責任とるのか！納得いくまで俺は診察代払わねえ！」とか、こういうことを言ってくる人が結構多い。必ず口にするのが、「厚生労働省に訴えるぞ！」と。私だったら、どうぞ訴えるなら訴えてください。受け付けてくれるかどうか。私を厚生労働省の安全対策室長さんは知っていますから、日本大学を訴えたいと言ったとき、押田先生に会ったのですかと必ず聞かれるはずだから、「訴えるなら、どうぞ訴えてください。」と、私はこうアドバイスしていました。

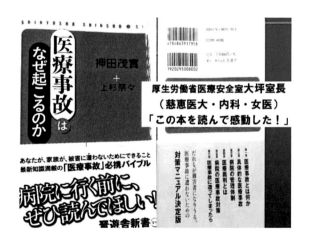

厚生労働省の安全対策室長が私たちが書いた「医療事故はなぜ起こるのか」という本を読んで感動したといって会いにきてくれました。なぜか。普通の人が書かない内容まで全部書いてくれているというふうに言ってくれました。

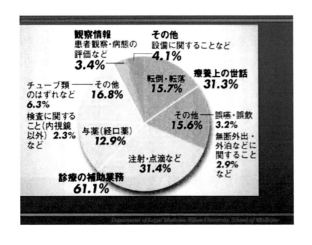

ヒヤリハット報告の内容を見てみると、この図でわかりますように、注射・点滴などの診療の補助行為が31%、与薬、薬関係のものが12%、合わせると40数%、半分近い。これが大体基本ですけれども、これが半分を超えているような病院では、ほかを隠してこればかり書いているということです。薬を間違えそうになったけれども、気が付いて患者さんに害が出なかったというから書きや

すいのです。けれども、これだけ書いているようだとだめで、やはり右上にあります転倒・転落、あるいは誤嚥・誤飲、ご飯を間違えて食道に入るモノが気管に入ってしまったとか、そういうものがある程度の比率でないという病院は、本当のことを書いていませんよ、とこういうふうに言っているわけです。

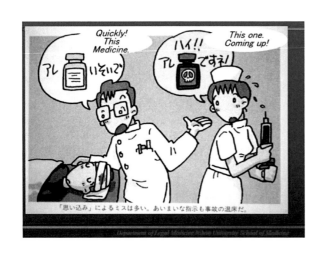

さあ、そういうなかで医療関係では、「ほら、おい！あれを急げ！」「はい、あれですね」。あれとかこれとか、我々の年代ではつい出てしまうのですけれども、絶対に医療関係で言ってはいけない言葉です。「あれ」と言っているのはこちらの薬。「はい、あれですね」と言っているのは違う薬なのです。これが一番危ない。だからこれはいけませんよということをアメリカに行ったときにも話そうと思った

ら、誰かがこれを英訳してくれたのです。こういうふうにアメリカでは言うそうですけれども、それではいけませんよということです。だから必ずお医者さんから指示が出た場合には、文書で指示を受けなさい。処方箋、指示書、あるいは電話で指示を受けるのは良いのですけれども、必ずあとでFAXしてください。何時何分に誰から誰にどういう指示をしたかという証拠を残さないと、責任が全部自分にかかってきますよということを教えています。

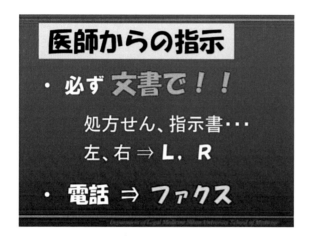

ですから右・左というのもL・Rでも良いし、平仮名でも良いのですけれども、それも必ず誰々先生が右に注射しろと言ったと書いておく。これが大切です。カルテに簡単に書いただけでは弱いので、それも指示があったということをやはりしっかり記録に残しておいていただきたい。こういうふうに言っているわけです。

（5）間違えやすい薬

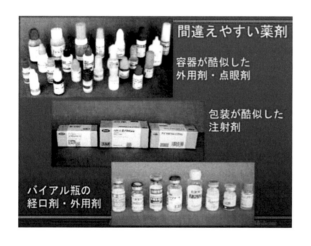

そういうなかで、間違えやすい薬というのは結構あるのです。この薬、飲み薬ですか、注射剤ですか、目薬ですか、わからないです。似ているのです。今は似ている薬がいっぱいあるのです。それから包装が似ていて、同じ製薬会社だと、黄色が両端になって真ん中はこうなっている。似ているのです。こういうのは危ないですよ。それからバイアル瓶になっているものの、飲み薬も注射薬もあるのです。だからこういうことに気を付けなければいけないということを前提に見ていくわけです。

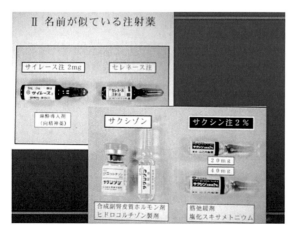

実際名前が似ている薬があります。「サイレース」と「セレネース」。大丈夫かよ。もっと酷いのは、「サクシゾン」と「サクシン」。サクシンのほうは筋弛緩剤で、注射をしたら即死します。呼吸が止まってしまいます。サクシゾンのほうは副腎皮質ホルモン。これを間違え

ているケースが実際にあるのです。先生のほうはサクシゾンと言ったら、「はい、わかりました。サクシンですね」と言わない。「はい、わかりました」とサクシンを注射してしまった。これはだめですね。こういう似ている薬がなぜ出てくるのか。

　薬の名前はどうやって名前付けるか知っている方もいますけれども、付けてはいけないアイウエオというのもあるのです。上のほうのアカサタナのほうから始まる薬の名前のほうが良い。だからサクシン、サクシゾンというのが多い。サイレース。セレネースは下のほうなのです。下のほうから始まる薬というのは売れないという、これ迷信みたいですけれども実はあるのです。だから似た薬が出てきてしまう。これはいけない。

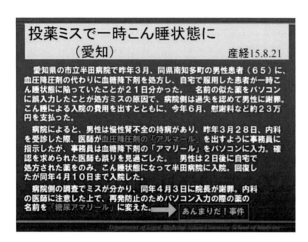

　愛知県で起こりました。血圧を降下させる「アルマール」というのを出すように医師が指示した。ところが事務員が入力するときに血糖降下剤の「アマリール」と間違えた。「アルマール」と「アマリール」を間違えた。それを入力してしまった。そのために今度はその薬が出てしまって、真面目に飲めば飲むほど血糖が降下するわけです。そして昏睡状態になった。

　この場合、患者さんの側にはなんの落度もない。これはいけませんねということで、再発防止のために、パソコン入力するときには、「糖尿アマリール」という、「糖尿」というのを追加した。私は「あんまりだ事件」とこう言っています。これはなんとかしないといけない。

　アルマールとアマリールは、名前は似ているが剤形は全然違うのです。けれども、コンピュータで入力されてしまうと、これだねと思ってしまう。こういうことです。

171

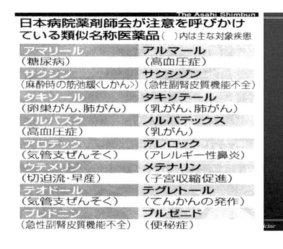

この一番上の「アマリール」と「アルマール」他にも、「サクシン」と「サクシゾン」、これは大問題です。「タキソール」と「タキソテール」、やめてくれ。みんなそうです。「ノルバスク」と「ノルバデックス」、「アロテック」アは売れる。アロテックがあるから「アレロック」が出る。

「ウテメリン」と「メテナリン」、やめてくれよ。ウテメリンのほうは、切迫流産のときに子宮を弛緩させる薬。メテナリンというほうは、収縮させる薬。実は日大の附属病院で起こってしまったのですけれども、先生のほうはウテメリンと言っているのに、注射を打つ看護師はメテナリンで子宮が収縮してしまったということです。あるいは、「テオドール」と「テグレトール」、「プレドニン」と「プルゼニド」、こういうことになっています。

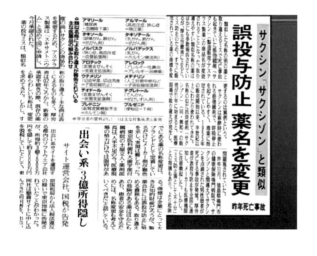

これをなんとか少しでもなくしたいということで、サクシンとサクシゾンは名称を変えることになりました。実はあとからできたほうが名前を変えなければいけないのです。ところが、実際にはサクシンのほうが古いのですけれども、なんと、サクシンを変えることになりました。なんて変えたの。「スキサメトニウム」えっ、わからないよ。「サクシン」と言われたら、ああと思うけれども、「スキサメトニウム」と言われたら何ですかとなる。元々古くて売れている薬のほうが名前を変えた。こういう今まで考えられないようなことになっているわけです。

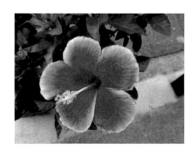

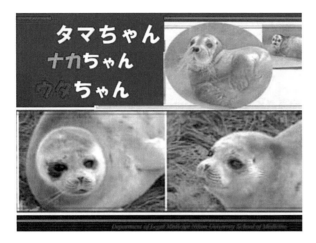

例えば「タマちゃん」という名前が出ましたけれども、有名なアザラシなのです。一匹だけしかなければ「タマちゃん」で、荒川をさかのぼって「アラちゃん」になってくるのです。ところが「タマちゃん」のほかに「ナカちゃん」「ウタちゃん」と出てきたら、どれがタマちゃんだか皆さんわかりますか。わかるわけがない。だからやはり似ているものは、隣近所に置いてはいけない。こういうことを言っているわけです。

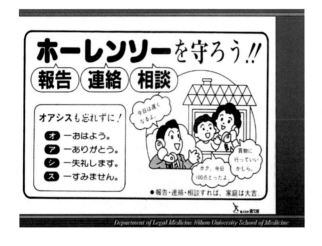

そういうなかで意外なところから出てきたのですけれども、「ホーレンソー」というのを今日覚えてください。報告・連絡・相談、これをホーレンソーと言う。右下を見てください。これは洗濯会社のパンフレットでした。ビックリしました。間違えをなくすためには、ホーレンソー、報告・連絡・相談が大切なのですよと言う。そうしたらもう一つ「オアシス」も大事です。実はオアシスというのは、パチンコ屋さんの名前ですけれども、そうではなくて「オアシス」、おはよう・ありがとう・失礼します・すみません。このオアシスも大切です。ホーレンソーとオアシスを今日は覚えてください。

　ホーレンソーは、リスクマネジメントの一番の基本で、自分だけで判断してはいけないので、必ず上司に報告してください。特にニアミスレポートのときには、自分だけにしないで上に報告して下さい。しかしそれは、処分の対象にならないものですから、病院長とか長の付く人には書類がゆかないようにしてください。長の付く人がいると、ああ、またあいつがやったのか、3回目だな、あいつを飛ばせとかなってしまいます。ニアミスレポートは人事異動に使ってはいけない。ニアミスレポートは事故防止対策のためだけに使っていただきたい。こういうことになっています。

３．日本と外国の医療安全対策

（1）医療事故の対応

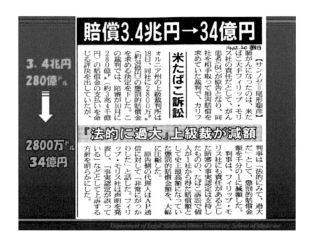

さあ、日本と外国の医療の安全対策が違うということについて、いずれまた医療に関して外国と日本の話も一部しますけれども、例えば、その一番良い例が肺がんの女性患者がタバコ会社を訴えて、3兆 4000 億円の損害賠償金という判決が出たというものです。アメリカに 10 万人の肺がん死亡者がいます。10 万×3 兆円といったらいくらになるかわからない。冗談じゃないよ。会社はこんな判決許すわけにいかないよと控訴した。そうしたらやっと 34 億円になった。ドーンと減った。しかし、一人 34 億円ですから、この新聞記事を見て日本たばこ会社を訴えた人がいますけれども、日本で裁判やっても一銭も出ません。なぜか。タバコは肺がんになる可能性もあるし、気を付けて吸ってくださいと書いてあるじゃない。注意守っていないからということだけれども、アメリカではこうなる。国によって全然違う。

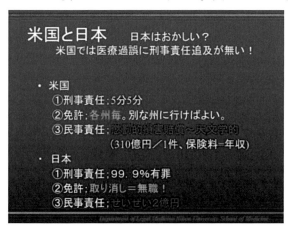

やはりアメリカと日本という国は似ているのだけれども違います。特に医療過誤に関して刑事責任がないというふうに書いている人がいますけれども、これは間違いです。私が間違いを見つけました。これは間違いですけれども、日本がおかしいということについては、なるほどと思いました。刑事責任は日本では起訴されて 99.9％有罪です。アメリカでは、刑事責任は五分五分です。これは全然違います。それから日本で免許を取消になると無職になります。ところがアメリカというのは、免許は州ごとです。別な州に行けば医者ができるのです。だから州ごとに違う。これは弁護士さんもそうですけれども、これが特徴です。

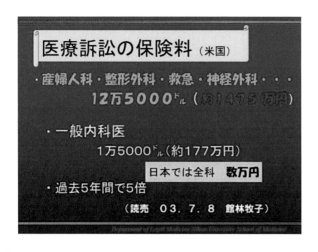

それからもう一つ、民事責任では、日本ではせいぜい1億円、2億円ですけれども、さっき出ましたように、1件だけで310億円というのもあります。もう天文学的な数字になる。その代わり実は裏に大きな問題がある。お医者さんが入っている保険料が物凄い金額です。日本と全然違います。医療訴訟の保険があるのですけれども、一般の内科医で年間1万5000ドル、177万円です。日本でいくらだと思います？　お医者さんが入っている保険、日本で数万円です。177万円だけではないのです。訴えられる可能性の高い産婦人科・整形外科・救急・神経外科ではなんと、12万5000ドル、1475万円。日本で言う年収と同じぐらい払わなければ保険が出てこない。もう全然違うのです。だから似ているようだけれども、国によってシステムが全然違います。

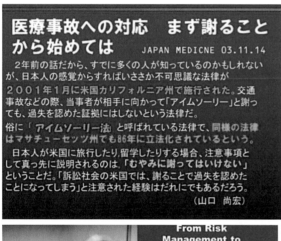

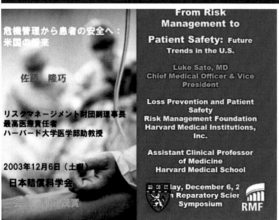

アメリカへ行ったときにはアイムソーリーと言うなと必ず言われるはずです。ところが、カリフォルニア州で実施されたのは、「アイムソーリー法」。アメリカに行ったときにむやみに謝ってはいけない。交通事故を起こしたときには、アイムソーリーと言ったら、何千万円、下手すると何十億円という金が損害賠償で請求されるのだよと教わっていたわけですけれども、「アイムソーリー法」というのがカリフォルニア州、マサチューセッツ州でできた。そこでちょうど私が日本賠償科学会の会長をしてくれと言われたときに、このアイムソーリー法についてしゃべってもらおうと思いました。

アイムソーリー法について、知っている人がリューク・佐藤[40]さん。ちょうど向こうの副理事長になっていましたので、来てもらいました。ハーバードグループで教訓があった。「アイムソーリーと言おう！」と言った。アイムソーリーというのは、ミスがありましたという意味ではないのです。英語では、ご愁傷さまですという意味なのです。だからみんなアイムソーリーと言ったら、私が悪いのですと思うけれども違うのです。だからアイムソーリーと言って良い。患者さんが亡くなったとき日本でご愁傷さまですと言うよ、私が悪うございましたと言わないよ。

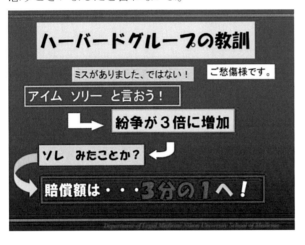

そうしたら案の定医療に関する紛争が3倍に増加した。アイムソーリーと言うからだよと日本のバカマスゴミはそれ見たことかと報道した。実は違うのです。そのあとがある。それを講演してもらった。そのあとに何が起こったか。担当の先生があのときアイムソーリーと言ってくれたよね。じゃあいいよ、ということで、損害賠償額がなんと、3分の1に激減した。担当の先生がアイムソーリーと言ってくれたよね。看護師さんもアイムソーリーと言ったよね。じゃあいいよ。保険の請求なんかしないよと言って終わった。紛争が3倍に増えたように見えたけれども、それは一時的になっているだけで、最終的には支払い賠償額がドッと落ちた。請求額もドッと落ちている。3分の1に減ったら凄いですよ。物凄い金額をどうしたのか。

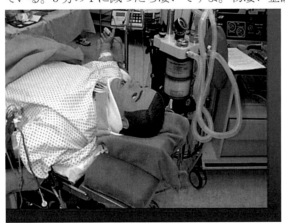

どこへ使ったかと言うと、こういうふうにして、人造人間をつくって、それに対して向こうからは見えない、しかしこちらから見えるという手術ルームの部屋を作りました。これは警察の捜査室もそうなっているのです。医療関係にもつくったのです。そうして詳細な手技のチェック等を行って安全対策をすすめた。

---

[40] リューク・佐藤：佐藤隆巧。神経学の専門家としての臨床経験の後、ハーバードメディカルスクール及びマサチューセッツ工科大学で、医学情報学を学ぶ。ハーバード・リスクマネジメント財団副理事長。

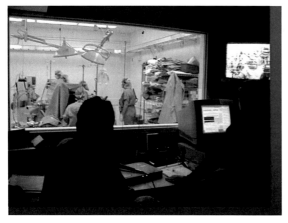

　明るいほうから暗いほうは見えない。当事者が今何をしゃべっているか。カラオケ歌って手術しているんじゃないよとかいうのもあるのだけれども、そうではなくて、どういう注意をしているかというのを詳細にチェックしている。

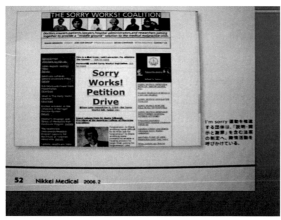

　これを「Sorry Works」と言う。そういうふうにして、もう一つの伝統みたいになってきた。支払い保険料が3分の1に下がってくる。凄いことです。そうしますとアメリカで何が起こったかと言うと、大きな変化が発生しました。

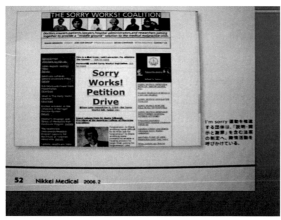

　損害賠償額の上限が無制限ですというのが白い所で多いのです。ところがカリフォルニアとかは、上限を 3500 万円までに限定します。何が起こったか。白い所のお医者さんが辞めて、限度額のある所にお医者さんが移動した。お医者さんの移動が物凄いことになった。こういうことです。限度額が 2500 万円という所もあるのです。いくら訴えられるかわからないというのは嫌だと言って、医者がカリフォルニアとかそういう限度額を決めている州に医者が移動するようになった。特に高額の産婦人科とか整形外科とか、そういう医者が移動するという予想外のことが起こったのです。こういうことを全部詳しく説明してくれた。本人はもちろん日本人で米国に行ってい

ますので、しゃべるときには日本語にして、出てくるスライドの片方は英語で、片方は日本語にしたのです。皆さんも全部理解できてワーッと感動してくれて、「これが本当のアメリカの姿だ！」。医者で米国に留学に行った人は、みんなアイムソーリーなんて言ってはいけないとみんな帰ってきているのですけれども、それは一部の所であって、アイムソーリーと言おうという州もあるのですよということを教えてくれました。

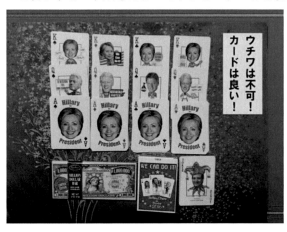

　知ったかぶりをしていますけれども、実際はそうではないのです。ウチワはだめだと言っているのに、アメリカで大統領選挙のときにカードを配った人がいます。クリントン大統領の奥さんですけれどもこんなのなんともないのです。アメリカと日本にはこの違いがあるのです。

（2）手術後の危険

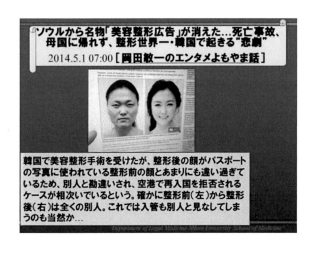

　さあ、そういうなかで皆さんの常識が覆るようなことがあります。
　韓国で実際に起こりました。韓国で美容整形手術を受けました。今非常にはやっています。左側の顔の人が右側の顔になった。何が問題か。入国のときのパスポートは左側の顔になっているのです。帰ろうと思ったら、あなたはほかの人ですよ。違うでしょうと言ってチェックされて、確かに写真と違う顔になってしまっていた。これをどうしたら良いか。そういうことが今現場でおこっています。

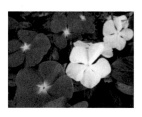

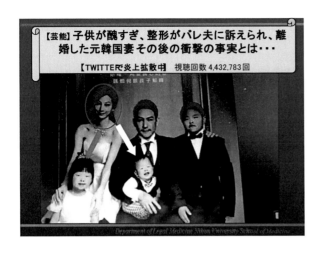

　とんでもない事件も起こりました。物凄い美女と結婚した。ところが結婚した美男子と二人の間に生まれた子どもの顔を見てください。全然似ていない。なんだ、これは。おまえ別の男と子どもつくったのか！と疑われて当たり前です。俺に全然似てないぞ。なんなんだ、となりました。美容整形がバレて夫に訴えられて離婚してしまったという話になっています。そういうことが言われ

ています。子どもさんもかわいそうです。困っている人、実際に被害に遭っている人を助けてあげなければいけないのですが、美容整形がだめだということは言いませんけれども、術前の顔を旦那さんに納得してもらわないといけないと思うのですけれども、そんな必要があるのかどうかわかりません。こういうことになっています。

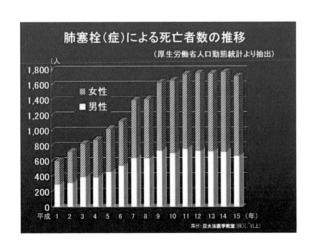

肺塞栓（症）による死亡者数の推移
（厚生労働省人口動態統計より抽出）

　そういうなかで、気を付けなければいけないことが一つあります。手術を受けたときに、手術はうまくいきました。しかし、目が覚めてさあというときに、肺塞栓が起こってくることがあります。これは手術で寝ているときに、脚でできた血栓が飛んでいって、肺に引っかかってくる。肺血栓塞栓症です。手術は成功したけれども呼吸不全が起こってくる。これは非常に大変なことなので、それを予防するためにどうするか。

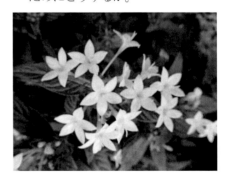

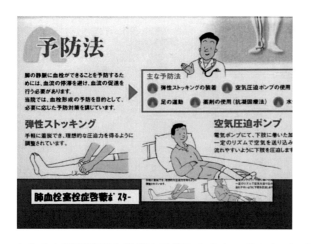

弾性ストッキング。不思議ですよね、弾性（ダンセイ）って。「男がなんでストッキング穿くんだよ、俺は男だ！」とお爺さんは絶対反対するのですけれども、「いやお爺ちゃん、これは肺血栓塞栓症の予防のためだから穿いてちょうだいね」と言うと、「俺は男だ、女じゃない！」と言うのですけれども、そこをなんとか納得してもらう。こういうふうなことをして、なんとか深部静脈血栓症を予防しようということで、特に産婦人科と整形外科の手術では起こり得るということになっています。こんなことが、今では言われています。

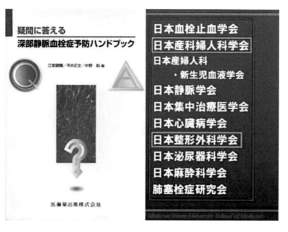

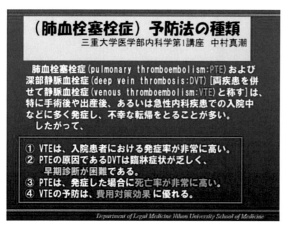

元々の手術だけではなくて、手術をすることによって起こってくる突然の肺血栓症。そういうようなことまで誰がいつ説明するか。これは大問題でありますけれども、今では健康保険でこの肺血栓予防法については点数が付きましたので、これを説明すると点数がもらえるということで、患者さんに説明するところが増えました。点数が付いていないと、余計な時間を使うけれども、すべての患者さんに起こるわけではない。起こるときもあるし起こらないときもある。さあどうする？　こんなことになっていました。そういう点で最近では肺血栓症については早期診断をして、非常に死亡率が高いので、なんとかしよう、ということになって、費用対効果、今どのくらい予防対策をすれば効果が出るか、ということが問われています。

180

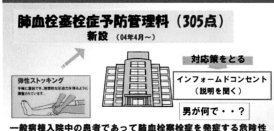

肺血栓塞栓症予防管理料（305点）
新設（04年4月～）

弾性ストッキング
予防に着目でき、理想的な圧迫力を得るように
開発されています。

対応策をとる
インフォームドコンセント
（説明を聞く）
男が何で・・？

一般病棟入院中の患者であって肺血栓塞栓症を発症する危険性
が高いものに対して、肺血栓塞栓症の予防を目的として、
必要な機器又は材料を用いて計画的な医学管理を行った
場合に、当該入院中1回に限り算定できる。

肺血栓塞栓症の予防を目的として行った処置に用いた機器、材料の
費用は所定点数に含まれるものとする。（中央社会保険医療協議会
答申書より）

こういうふうにして一つずつ変わってきます。対応策として男性にもストッキングを穿かせることによって、ある程度予防ができる。こんなことになってきます。ですからインフォームドコンセントのときにも、これを説明する理由として、点数が付く、305点ということは、丸付けて3050円が付くということですけれども、そういう方向に向かっているということになりました。

(3) 医療過誤

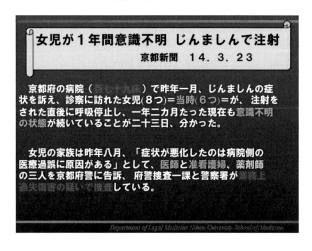

女児が1年間意識不明 じんましんで注射
京都新聞 14. 3. 23

京都府の病院（○○○病院）で昨年一月、じんましんの症
状を訴え、診察に訪れた女児（8つ）＝当時（6つ）＝が、注射を
された直後に呼吸停止し、一年二カ月たった現在も意識不明
の状態が続いていることが二十三日、分かった。

女児の家族は昨年八月、「症状が悪化したのは病院側の
医療過誤に原因がある」として、医師と准看護婦、薬剤師
の三人を京都府警に告訴、府警捜査一課と警察署が業務上
過失傷害の疑いで捜査している。

Department of Legal Medicine Nihon University School of Medicine

具体的な事故について、最後ですけれども、もうちょっとお話をして今日の締め括りにしたいと思います。関西のほうの病院ですけれども、蕁麻疹の患者さんが注射をされたあとに呼吸が止まった。症状が悪化したのは病院側のせいではないか。まだ死んでいませんので業務上過失傷害の疑いで捜査している。何が起こったのか。かかりつけの婦人科の医師が、カルシウム剤20mlを5分間かけてゆ

っくり投与するようにとカルテに書いた。それを見た准看護師さんですけれども、薬剤師に確認をして、准看護師さんが薬を準備したのですけれども、それを注射した途端に具合が悪くなってきた。何が起こったのだろうということで問題になってきました。

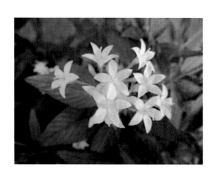

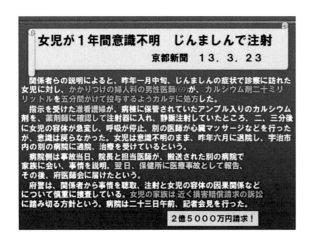

女児が1年間意識不明　じんましんで注射
京都新聞　13.3.23

関係者らの説明によると、昨年一月中旬、じんましんの症状で診察に訪れた女児に対し、かかりつけの婦人科の男性医師(69)が、カルシウム剤二十ミリリットルを五分間かけて投与するようカルテに処方した。

指示を受けた准看護婦が、病棟に保管されていたアンプル入りのカルシウム剤を、薬剤師に確認して注射器に入れ、静脈注射していたところ、二、三分後に女児の容体が急変し、呼吸が停止、別の医師が心臓マッサージなどを行ったが、意識は戻らなかった。女児は意識不明のまま、昨年六月に退院し、宇治市内の別の病院に通院、治療を受けているという。

病院側は事故当日、院長と担当医師が、搬送された別の病院で家族に会い、事情を説明。翌日、保健所に医療事故として報告、その後、府医師会に届けたという。

府警は、関係者から事情を聴取、注射と女児の容体の因果関係などについて慎重に捜査している。女児の家族は近く損害賠償請求の訴訟に踏み切る方針という。病院は二十三日午前、記者会見を行った。

2億5000万円請求！

この子どもさんの家族は損害賠償請求の訴訟をやる予定で、2億5000万円を請求した。6つの欄を埋めましょうという応用問題になってきました。2億5000万円請求。さあ、刑事責任として医師・看護師さんどうなるのだろう。もうちょっと内容を見ないと判断ができません。免許証はどうなってしまうのだろうというふうになります。試験をしたことにしましょう。

それを考えるためには、これだけではちょっと足りません。実際にはもうちょっと調べます。薬を注射するときに、実は大きな問題がありました。それはビデオで紹介しているのですけれども、今日ビデオ不調で動きませんので内容を見ます。先生は「塩化カルシウム」と言ったのに、「塩化カリウム剤」が注射された。「カルシウム」と「カリウム」は全然違います。塩化カリウム剤というのを打つと心臓の不整脈が起こってきます。だからじんましんのときだったら、塩化カルシウム、かゆみ止めを打つのですけれども、心臓が止まるかもしれない薬を打ってしまった。

元医師に2審も実刑　注射ミスの女児放置
共同　18.2.2

京都府の川病院で2001年1月、薬剤の注射ミスで心停止となった〇〇さん（11）に適切な蘇生（そせい）措置をせず寝たきり状態にしたとして、業務上過失傷害罪に問われた元医師堀○輝被告（73）の控訴審判決で、大阪高裁は2日、禁固1年（求刑禁固1年6月）とした1審京都地裁判決を破棄し、○○を言い渡した。堀被告が昨年11月に医師免許を返上したことなどを理由に減刑した。

被告は1審で無罪を訴えたが、控訴審では過失を認めた上で、医療ミス事件としては異例の実刑とした1審判決について「執行猶予が相当だ」と主張。

判決によると、01年1月15日、じんましんの治療中だった〇〇さんに元准看護師（64）＝2審で○○○○、確定＝が治療薬の塩化カルシウム液と間違え、塩化カリウム液を注射し心停止状態に陥らせた。被告は蘇生措置をしないまま約20分間放置し、低酸素脳症による全身まひなどの傷害を負わせた。両親が病院と堀被告らに損害賠償を求めた民事訴訟では、昨年7月の京都地裁判決が計約〇〇〇〇万円の支払いを命じ、確定した。

これは看護師さんが間違えた。しかしその看護師さんが間違えるようなシステムがあるというのに病院はそれをそのままにしていたということで、一審ではお医者さんに対して、求刑は1年6月だったのですけれども禁錮1年。控訴審では若干減りまして禁錮10月。

間違えて患者さんに注射してしまった看護師さんですけれども二審で禁錮8月が確定しました。なんでこんなことが起こったのだろ

うということになりますけれども、やはりカルシウムとカリウム剤の違いがわかっていないといけないということになりました。さあ、損害賠償額はいくらになったでしょうか。

ア　原告Aの主張

原告Aは，本件医療事故によって，次のとおり合計 **2億4702万7695円** の損害を被った。

（ア）治療費	92万1820円	（イ）付添看護費	139万円
（ウ）入院雑費	18万0700円	（エ）器具購入	10万1124円
（オ）衣服・紙おむつ等	6万2529円		
（カ）家屋改造費	29万2000円	（キ）専用車両購入費用	98万4150円
（ク）将来の介護費用	1億3153万6510円		
（ケ）将来の雑費	712万9472円		
（コ）後遺症逸失利益	5035万9390円		
（サ）入院慰謝料	162万円		
（シ）後遺障害慰謝料	3000万円		
（ス）弁護士費用	2245万円		

　請求額2億5000万円の内訳はこんな感じで、後遺症の逸失利益は約5000万円。慰謝料3000万円に弁護士費用だけで2200万円となっています。ちょっとこれは丸ごと認められるということはないと思っていました。

じんましん（6歳）で注射
塩化カルシウム→塩化カリウム　注射

	医　師	准看護師	
刑事責任	禁錮10月（1年） （18. 2. 2控訴審）	禁錮10月	総額： 2億5千万円 2億円和解
民事責任	約500万円 （更に1500万円？）	100万円	
行政責任	医師免許返上	免職？？	

　こんなふうになってきました。実はお医者さんは自分の手元の500万円を出しまして、あと1500万円も追加しますというふうに言った。看護師さんは自分の退職金100万円を全部寄付させてくださいと言った。2億円で和解。何が多いか。実は将来の介護費用が約1億円かかる。ここですね。だから実際には1億円以上が介護費用。

　医師免許を剥奪されるかもしれない。薬を間違えているのですけれども、なんと、このお医者さんは医師免許を返上してしまった。返上された人の免許剥奪はできないというのを誰かが教えたのだ。准看護師さんは免職になったと思いますけれども、准看護師の免許はそのまま残っています。

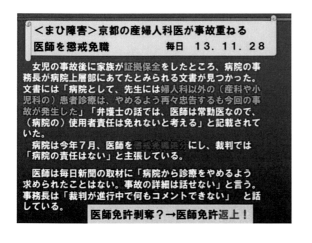

　ところが証拠保全をしたときに、とんでもないことがわかりました。産婦人科以外の産科や小児科の患者診療はやめるようにというふうに、この医師はかなり老人になって認知症もきているのではないかと、再々忠告したけれども今回の事故が発生した、という書類が出てきた。前から注意されていたのに、だめだった。これは絶対懲戒免職処分になって、医師免許剥奪になるのではないかということに

なったのですけれども、そこで医師免許返上という新しいやり方が出てきた。これには私も初めて気が付きました。ですから医師免許は返上し、「もうお医者さんはやりません」。看護師さんの免許はかろうじて残っているということで、病院が2億円で和解した。こういうことになりました。

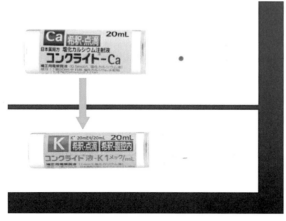

この「塩化カルシウム」と「カリウム」、「コンクライトーCa」と「コンクライト液－K」、だめです。これは、私が絶対に直せと言って製薬会社を指導して、絶対注射できないように改善したのです。ところが、結果はどうなったでしょうか。

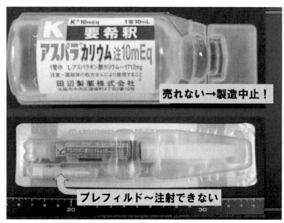

注射が絶対にできないようになっているのですけれども、一切売れませんでした。売れないために、製造中止です。これが現状です。どんなに良いアドバイスをしても、良い結果が出るとは限りません。

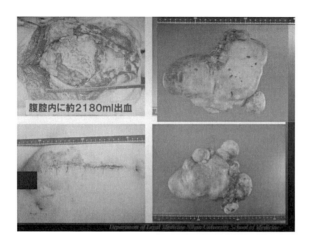

最後です。腹腔内に2180mlの出血があって、すごい子宮筋腫があり、それを摘出しました。その結果死亡したのです。この診断が遅れたということで、腫瘍がどんどん大きくなったということになったので、和解しました。「期待と信頼に沿えないものであったことを認め、ここに深くご冥福をお祈りします」それだけではないのです。

「陳謝します」それだけではないのです。和解金3800万円も払い

ます。これも良いのです。

　一番大切なのは陳謝をして和解金を払いました。「今後一切の刑事処罰を望むものでないことをここに表明する」この一項目が入っているか、入っていないかであとの処理が大きく違う。この書類が出てくれば刑事処分はまずない。家族が納得しているから、ということで、この一文の入った和解書というのを今は勧めているのです。本当にそこまでご遺族が納得するかというのは大問題です。

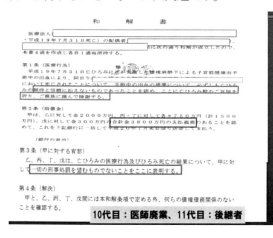

10代目：医師廃業、11代目：後継者

　この病院は、実は10代目だったのですけれども、診断が遅れて腫瘍が大きくなってしまったので、物凄く大変なことになったというのです。そこで、10代目は廃業します。そのあと11代目が後継している。こういうことでこの件は一件落着。ですから、世の中にはまだまだ皆さんが信じられないようなこともたくさんあるということを知っておく必要があります。

　今日は以上です。

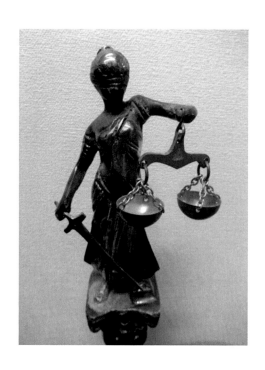

【プロフィール】

押田 茂實 (おしだ・しげみ)

　日本大学医学部名誉教授（法医学）。1942 年、埼玉県寄居町生まれ。埼玉県立熊谷高校、東北大学医学部卒業。医学博士。足利事件、東電女性社員殺人事件などさまざまな事件に関する法医解剖、ＤＮＡ型鑑定、薬毒物分析、重大事件・災害での遺体検案、医療事故分析・予防対策など、50 年にわたって法医学現場の第一線で活動。

　主な著作に、『実例に学ぶ医療事故』（医学書院、2000 年）、『法医学現場の真相』（祥伝社新書、2010 年）、『医療事故はなぜ起こるのか』（共著、晋遊舎新書、2013 年）、『法医学者が見た再審無罪の真相』（祥伝社新書、2014 年）、『Q&A 見てわかる DNA 型鑑定（第 2 版）』（共著、現代人文社、2019 年）、『死体からのメッセージ【改訂新版】』（万代宝書房、2020 年）などがある。

押田茂實の最終法医学講義　Ⅲ

2021 年 12 月 25 日 　第 1 刷発行
　　著　者　押田　茂實
　　編　集　水野　健二
　　発行者　釣部　人裕
　　発行所　万代宝書房
　　　〒176-0002 東京都練馬区桜台 1-6-9-102
　　　電話 080-3916-9383　FAX 03-6914-5474
　　　　ホームページ：http://bandaiho.com/
　　　　メール：info@bandaiho.com
　　　印刷・製本　日藤印刷株式会社

装丁・デザイン／　西宮　さやか